U0364639

香奁润色

古人的雅致生活

精选本

[明]胡文焕/编撰　冯冠慧/绘

江西美术出版社
全国百佳出版单位

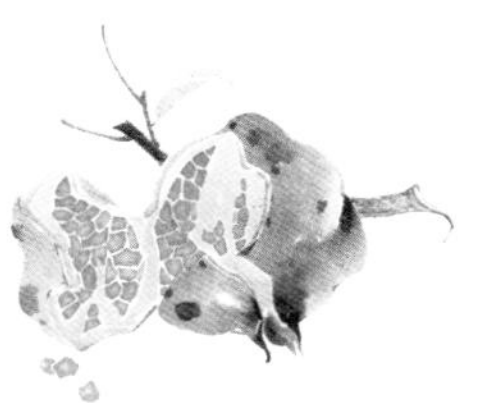

出版说明

《古人的雅致生活》系列丛书围绕古人论茶事、瓶花、器物、饮食、园林、赏石等经典著作，旨在重现古人的生活细节，重塑今人的生活格调。在第一辑图书出版后得到了来自读者的广泛好评，因此我们继续推出《古人的雅致生活》系列丛书第二辑，挑选了饮食、节序风俗、豢养宠物、美容养颜等方面的著作，向读者进一步展示古人丰富的生活细节。本次仍以原文与译文对照阅读、精美配画辅助理解，同时配画则力求反映原文之大意，以图说文，兼具欣赏与实用性。

在古代，在吃的方面恐怕没有谁能够超越袁枚了。作为冠绝天下的美食大师，他出版了一部中国古代重要的饮食文化著作——《随园食单》。作为中国饮食文化史上的百科全书，袁枚的《随园食单》内容丰富，包罗万象。全书分为须知单、戒单、海鲜单、江鲜单、特牲单、杂牲单、羽族单、水族有鳞单、水族无鳞单、杂素菜单、小菜单、点心单、饭粥单、茶酒单十四个部分，详细论述了中国十四至十八世纪中叶流行的三百多种菜式。全书分类严谨，文字生动，旁征博引，既有故事性又有较强的实用性和可操作性。同时也为中国饮食文化的发展在思想文化价值上做了更多理论上的探讨，表现了其文化思想的先进创新观念，诸多论述，在今天仍不失其意义。

本次挑选的《节序同风录》是一部专门描述古时节序风情的作品，详述了一年十二个月的风俗事宜，极富可读性，文中所提部分节俗读来让人不禁莞尔。

该书作者孔尚任，清代人，以诗文传奇名，所著《桃花扇》为清代昆曲扛鼎之作。孔氏在本书中所描述的习俗以北地为主，也兼有涉及吴楚南中之俗，是国人研究古人节序风俗的重要著作。

古无专书记猫事。清咸丰年间，黄汉先生广阅经史子集，为猫辑出了一部《猫苑》。书有上下两卷，分种类、形象、毛色、灵异、名物、故事、品藻七门。文章内容罗列历史典故，结合时事见闻，文后多有黄氏批注，生动有趣，遇着新奇的便用自家猫做实验以相佐证，足见古人养猫豢宠乐在其中的浪漫情怀。

《香奁润色》是明代胡文焕专为女子美饰所写的一本方书，大抵便是古时的美容宝典了。书中收集了历代医典、生活用书中的成果，『聊为香奁之一助』，堪称古代妇女之友。但本书仅体现了古人美容养颜、治疗预防疾病的思路，并不代表所著之内容适合每一个人。中医治疗最讲究辨证施治，因此读者在阅读后切不可盲目照搬，一定要在咨询了相关专业美容医师得到肯定的情况下再行调整。

上述内容由于原文篇幅过长，或部分内容过于荒诞怪异，因此我们对相应内容进行了精减调整，以更切合图书体例，符合大众的阅读习惯。希望本套丛书对读者的现实生活能有所助力，在重塑今人生活情调方面能有所裨益。

序

夫天生佳人，雪肤花貌，玉骨冰肌，若西子、杨妃辈，即淡扫蛾眉，自然有动人处，果何假脂粉以污其真哉？是润色为不必也。然而良工必藉利器而后其事善，绘事必加五彩而后其素绚，故佳人之修其仪容，洁其服饰，譬如花之得滋，玉之就琢，而其光莹为益增，是润色又所必假矣。矧世不皆西子、杨妃辈，此予所集聊为香奁之一助耳。至若其间，疗其疾病，证其怪异，调其经血，安其胎产，皆其至要者乎。而藏贮洗练，虽为末务，要亦佳人之所必用者，其法尽为列之。当不独区区润色已也，而保摄修齐之道，盖见之此矣。惟画眉傅粉之郎，为能格焉。倘以此红粉赠与佳人，佳人将必曰：幸孔！幸孔！彼良工之利器，绘事之五彩，而又何羡乎？而胡生者玉成于人，庶几君子。

序（译文）

天生丽质的佳人，肤如白雪面如花，玉筑琼骨冰化肌，西施、杨贵妃之辈，只淡淡描绘蛾眉，自然动人心弦，为什么还要借涂抹脂粉的方法来遮盖自然天成的美貌呢？这样看来妆容修饰似乎没有必要。但工欲善其事必先利其器，绘欲美其画必加五彩色，因此佳人应修饰仪容、打理服饰，如同鲜花得到滋养，玉石得到雕琢，则光莹夺目，这也是修饰润色的原因。何况并非人人都是西施、杨贵妃，这也是本书为妇女收集润色方的原因之一。这些方子中，治疗疾病，辨证疑难杂症，调理精血，安顿胎产，都是其中重要的。而藏贮洗练等家务，虽是修养之外的事物，但若是和佳人润色有关的，书中都详尽列出方法。不仅仅只是润色身体而已，也能从中窥见休养生息之道。只有为佳人画眉敷粉的男子，才会研究这些。若将本书赠与佳人，佳人一定会说：『荣幸之至！』良工的利器，绘画的色彩，又有什么羡慕的？而胡先生贡献出自己的研究以利他人，真是一个君子啊。

目录

头发部附眉

面部

瘢痣部

唇齿部

身体部

手足部

洗练部

藏贮部

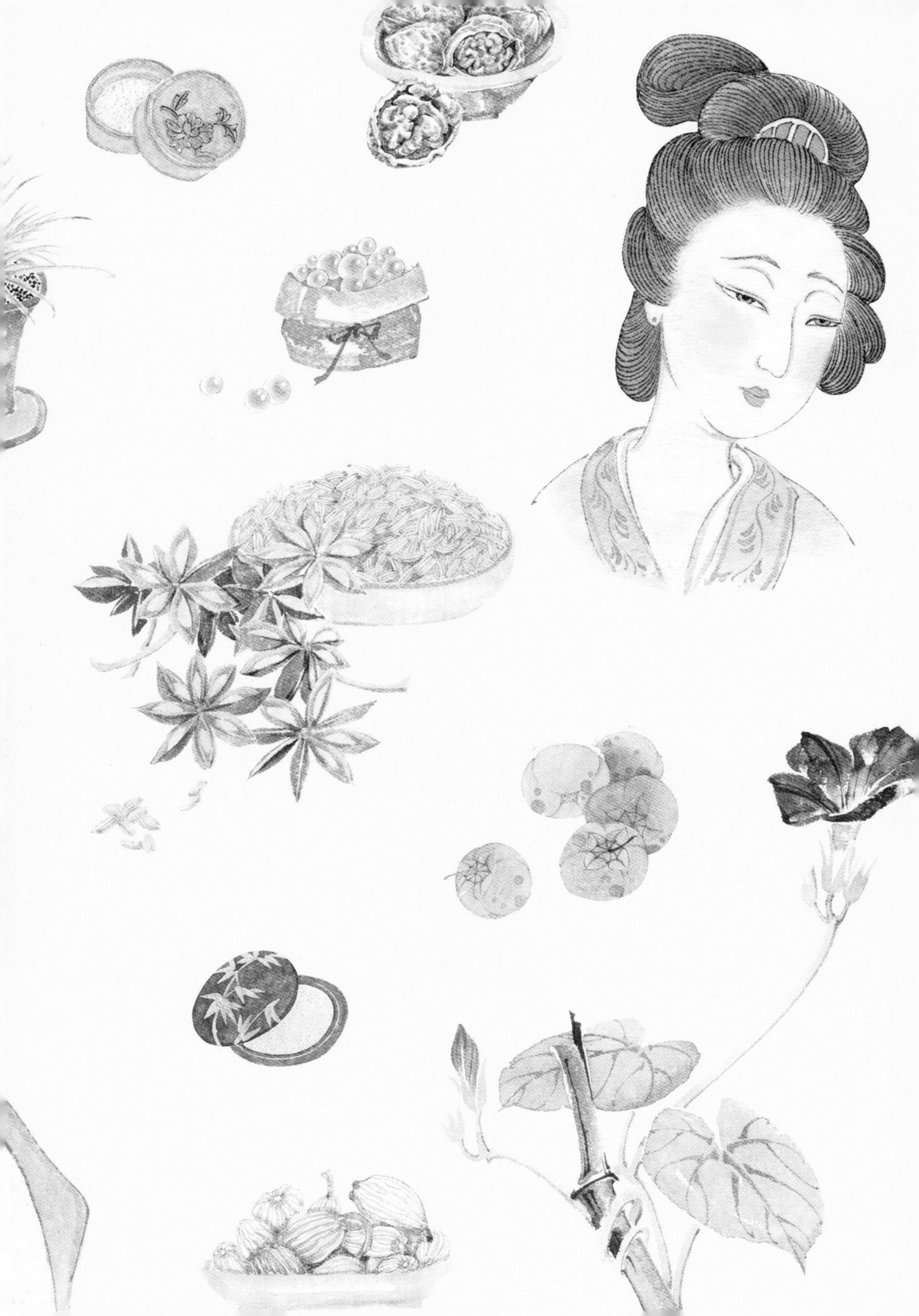

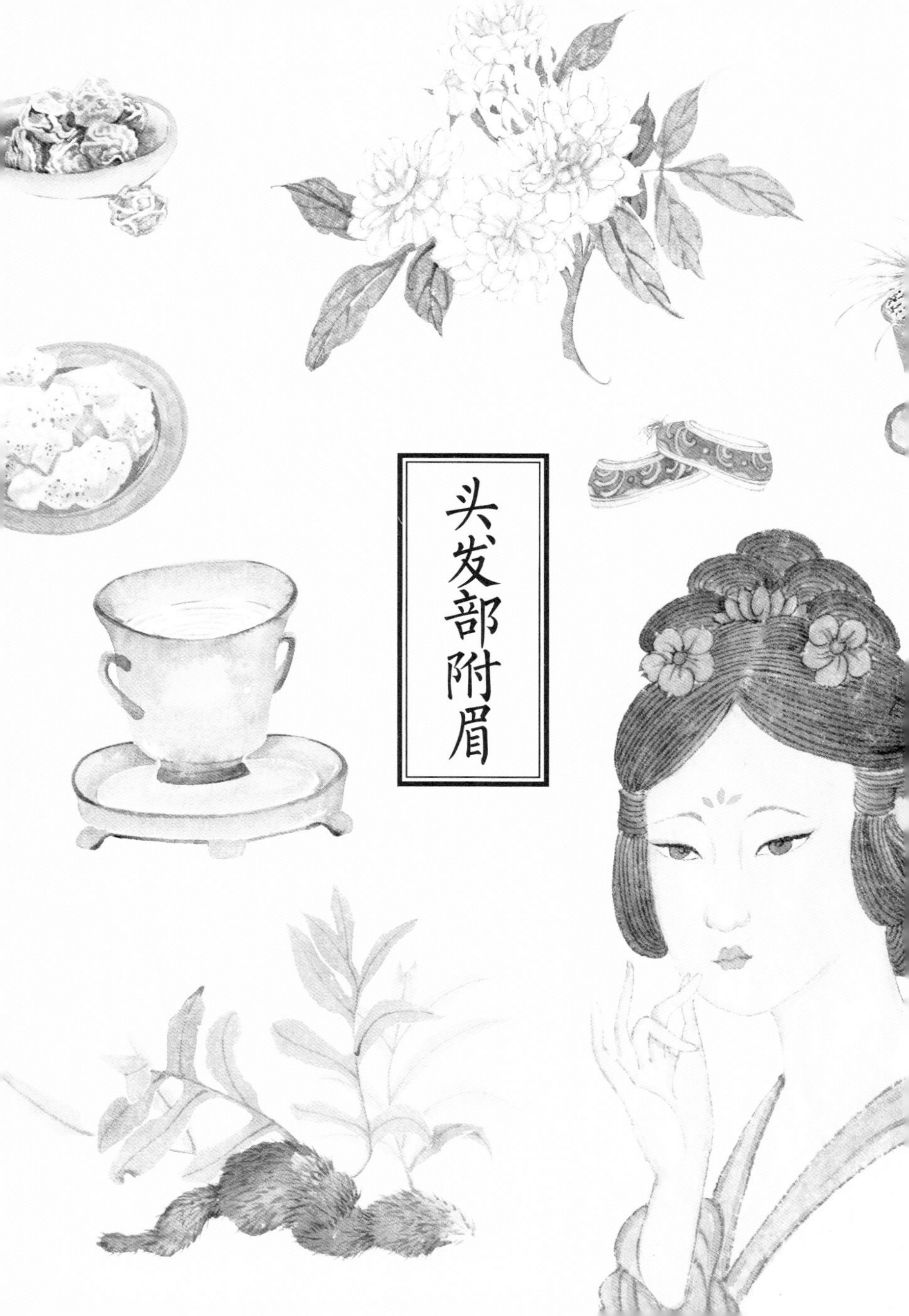

头发部附眉

原

鹿角菜五钱

滚汤浸一时，冷即成胶，

用刷鬓，妙。

译

准备五钱鹿角菜。

用刚烧开的开水浸泡一会，凉后成

胶，拿来刷鬓角毛发，效果极妙。

注

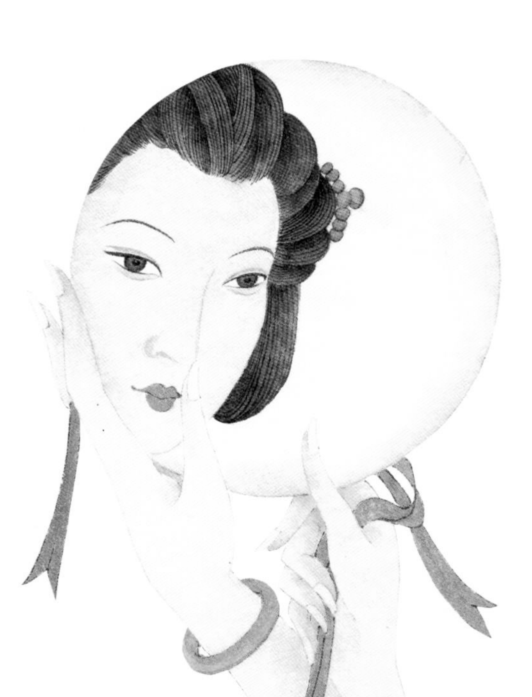

梳头发不落方

注 原 译

侧柏两片，如手指大榧子肉三个胡桃肉二个上件，研细，擦头皮极验。或浸水掠头亦可。

两片如手指般大小的侧柏叶，榧子果肉三个，胡桃肉两个。将这些药材研成细末，用于涂搽头皮，效果非常好。或者将药材用冷水浸泡，用于梳头，效果也很好。

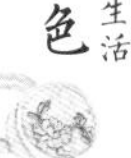

生发方

又名生秃乌云油方

原

秦椒　白芷　川芎各一两　蔓荆子　零陵香　附子各五钱

上，各生用，锉碎，绢袋盛，清香油浸三七日，取油，日三度擦无发处，切勿令油滴白肉上。

译

秦椒、白芷、川芎各准备一两，蔓荆子、零陵香、附子各五钱。

以上药材生用，锉碎后装于绢袋之中，用清香油浸泡三到七天，用油涂搽无头发的位置，不可将油滴落到不需长毛发的位置上。

注

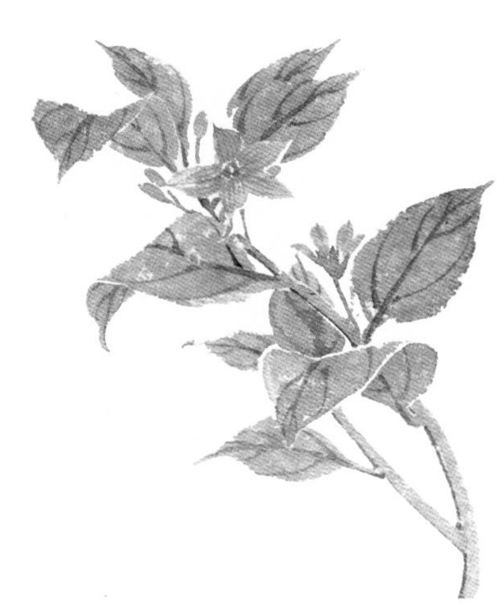

译 原 注

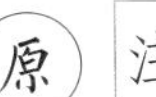

乱发净洗，晒干以油煎令焦，就铛内细研如膏，搽头长发。

将头发洗干净，晾晒干。用油将头发煎焦，在平底锅内研成膏状，搽在头上可以助长头发。

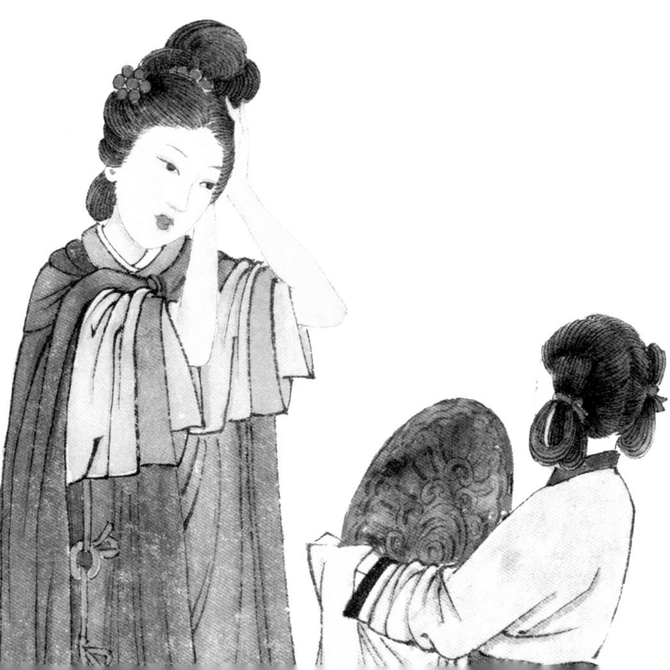

治女人发少方

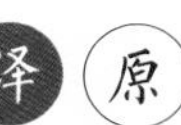

侧柏叶不拘多少阴干为末，加油涂之，其发骤生且黑。

侧柏叶数量不限。阴干后研磨成细末，用麻油调和，涂于少发处，少发处会生长出浓密黑发。

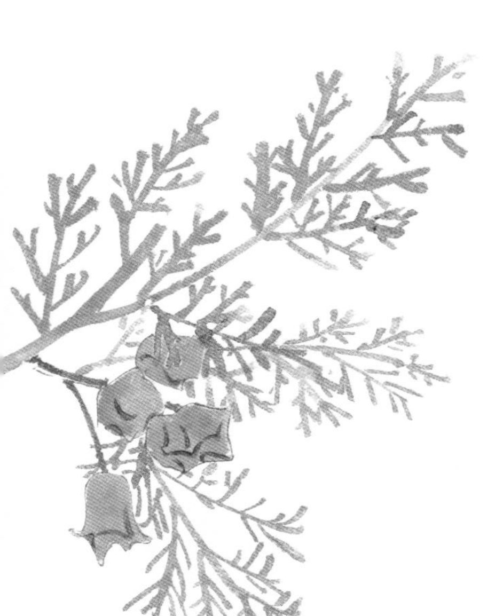

又验方

注 原 译

羊屎（不拘多少）取以纳鲫鱼腹中，瓦罐固济，烧灰，和香油涂发，数日发生且黑，甚效。

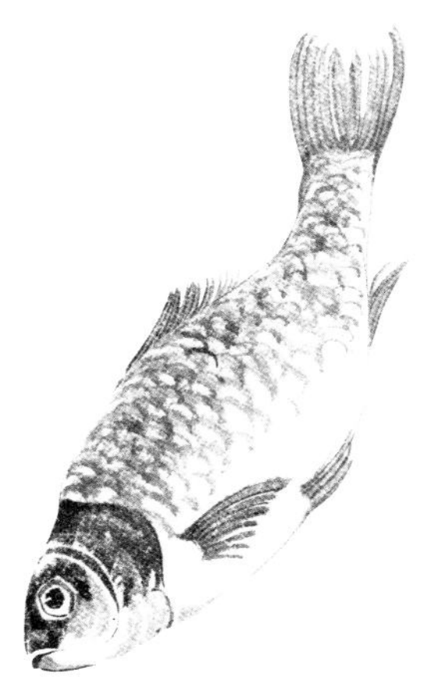

羊屎数量不限。

将羊屎放于鲫鱼肚中，后放于瓦罐中密封好，隔火焙烧成灰。用香油调和，用来涂抹头发，几日后生长出乌黑的头发，效果非常好。

治女人发短方

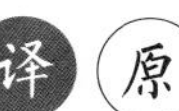
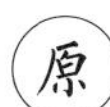

注 译 原

东行枣根三尺横安甑上蒸之，两头汁出，用敷发，妙。

取向东生长的酸枣树根三尺长。横放于蒸锅上蒸制，根的两头会流出汁液，用流出的汁液敷于头发上，效果非常棒。

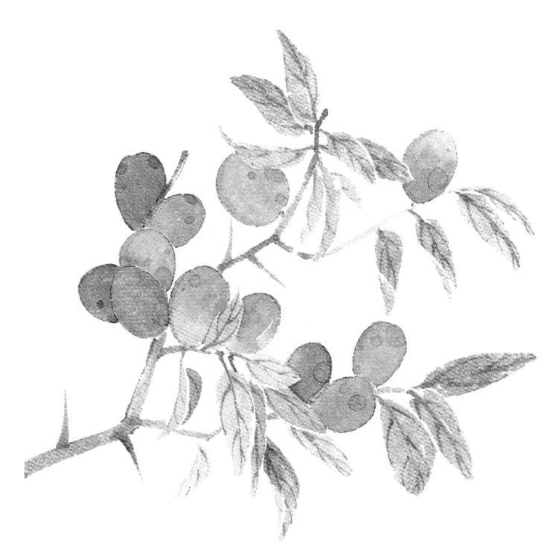

注　原　译

腊月猪脂二两　生铁末一两

先以醋泔清净洗秃处，以生布揩令大热，却用猪脂细研入生铁末，煮沸二三度，敷之，即生。柏叶汤洗，亦妙。

取二两腊月的猪油，一两生铁末。

先用醋混合淘米水，清洗秃发处，用新的干净布擦秃发处至皮肤发热，将生铁末混合猪油研磨细，并煮沸两到三次，敷于擦热后的秃发处，便会长出头发。另用柏叶煮水擦洗，也很有效果。

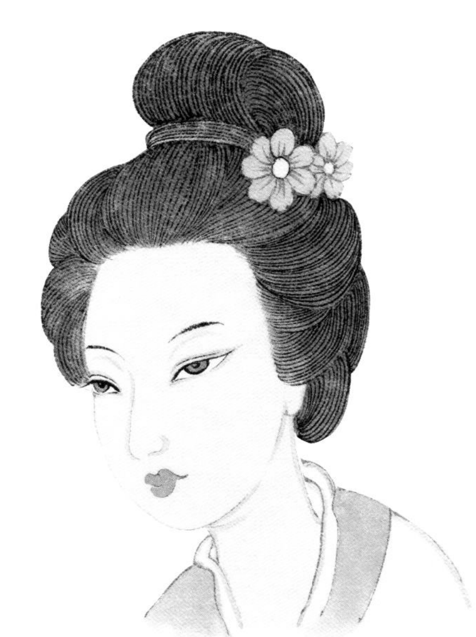

止发落方

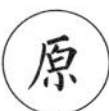

桑白皮

剉碎，水煮，沐发即不落。

准备一些桑白皮。

将桑白皮剉成碎末，加水熬煮，用汤汁洗发，头发就不会再掉落了。

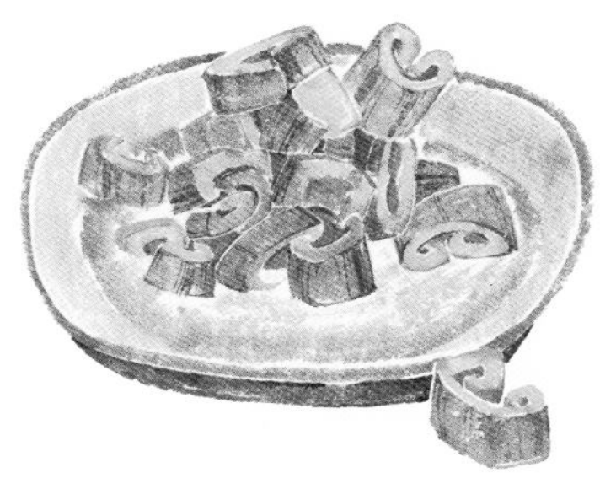

脱发方

以猴姜浸水搽之。

将猴姜用水浸泡，用所泡汁液涂搽脱发处。

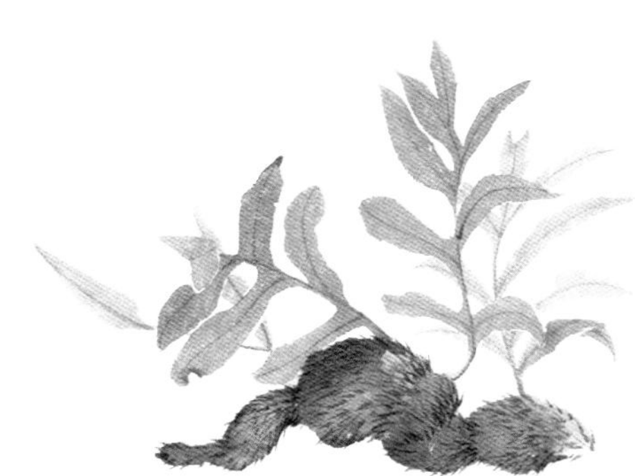

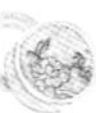

又方

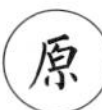

以生姜浸油内，不时擦，即出。

译

用油浸泡生姜，经常拭头发，头发便会长出。

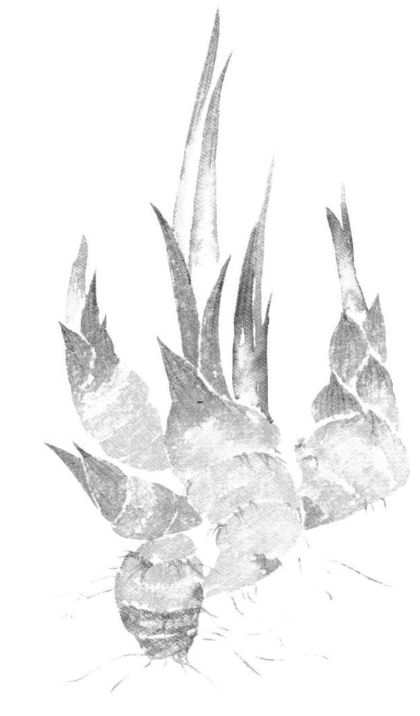

治妇人蒜发方

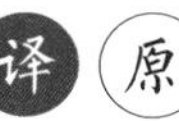

干柿子大者五个，滚煎茅香汤煮，令葩 枸杞子酒浸，焙干碾细

上件，合和捣研为末，丸如梧桐子大。每日空心及夜卧时煎茅香汤，下五十丸，神妙。

选用五个大的柿子干，用茅香汤熬煮沸腾；将用酒浸泡后的枸杞烘焙干燥并碾成细末。

将以上药材混合捣研，揉搓成梧桐子大小的药丸。每天空腹以及卧床休息时，用煮沸的茅香汤送服药丸，每次五十丸，效果特别好。

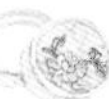

除头上白屑方

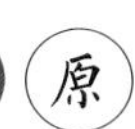

侧柏叶三片　胡桃七个　诃子五个　消梨一个

上，同捣烂，用井花水浸片时，搽头，永不生屑。

取三片侧柏叶，七个胡桃，五个诃子，一个消梨。

将以上药材一起捣烂，用井花水浸泡后，涂搽头发，便不再生出头屑。

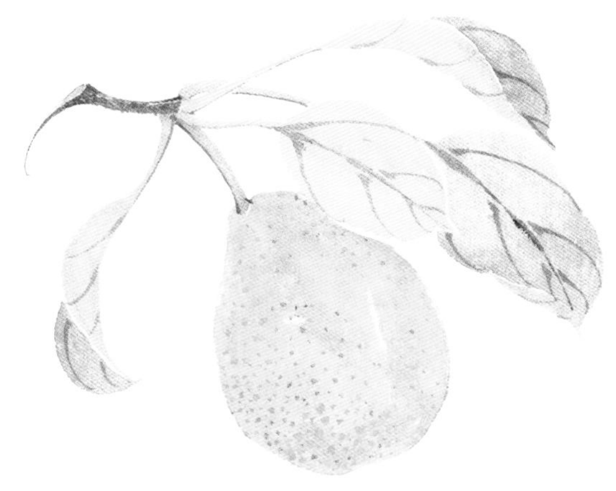

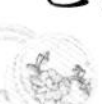

洗发香润方

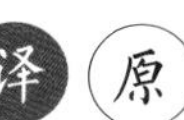

白芷三钱　甘松三钱　山柰三钱　苓香草三钱

上，共煎水洗发，每月三次，好。

准备三钱白芷，三钱甘松，三钱山柰，三钱苓香草。

将上述药材，煮水后，用药水清洗头发，每月洗三次，就能香润头发。

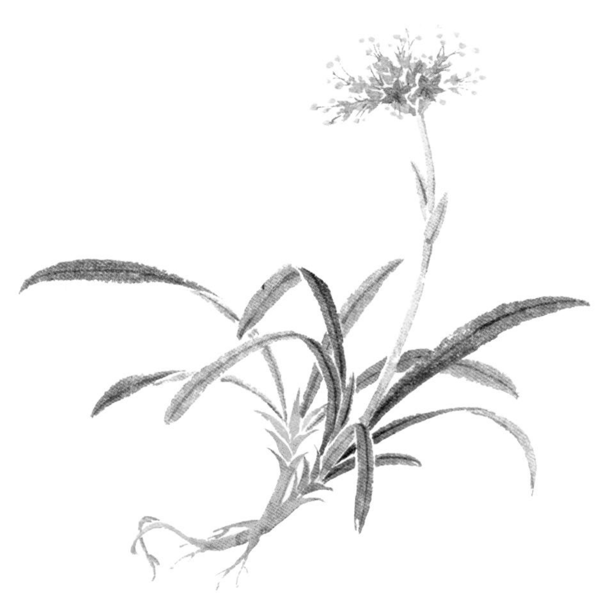

洗头方散

原

白芷　川芎　百药煎　五倍子　甘松　薄荷　草乌　藿香　茅香各等分

共为末，干掺擦头，三五日篦之；或为丸，吊在身或头上，皆香。

译

白芷、川芎、百药煎、五倍子、甘松、薄荷、草乌、藿香、茅香各等分。

将上述药材，混合研磨成细末，将干药粉搽在头上，三五天用篦子梳头；或者做成丸子，吊在身上或者戴在头上，都能增香。

注

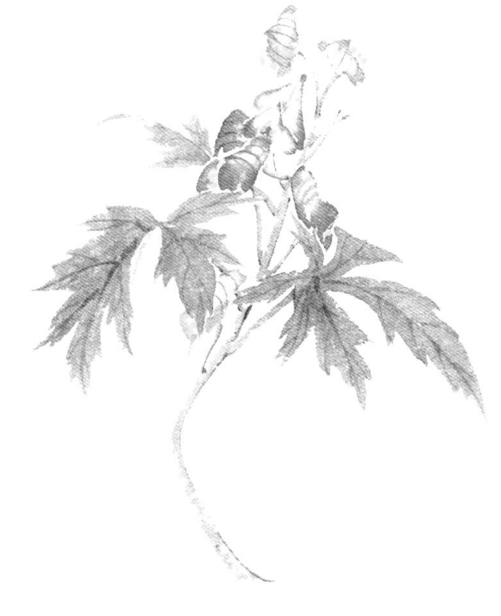

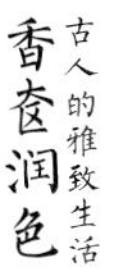

洗头方

原

胡饼　菖蒲　揌子皮　皂角上，同槌碎，浆水调团如球子大，每用炮汤洗头，去风，清头目。

译

准备胡饼、菖蒲、揌子皮、皂角等药材。

将以上药材槌碎，用水调成球大小的团子，用时煮水洗头，可以祛风，清头目。

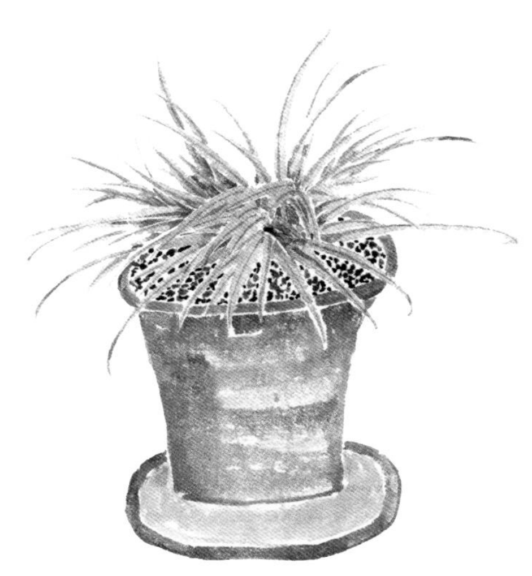

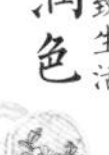

干洗头去垢方

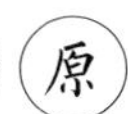

原 藁本　白芷各等分

上，为末，夜擦头上，次早梳，自去。

译 藁本、白芷各等分。将上述药材研成细末，夜晚涂搽于头发上，次日清晨梳头，头发污垢自然去除。

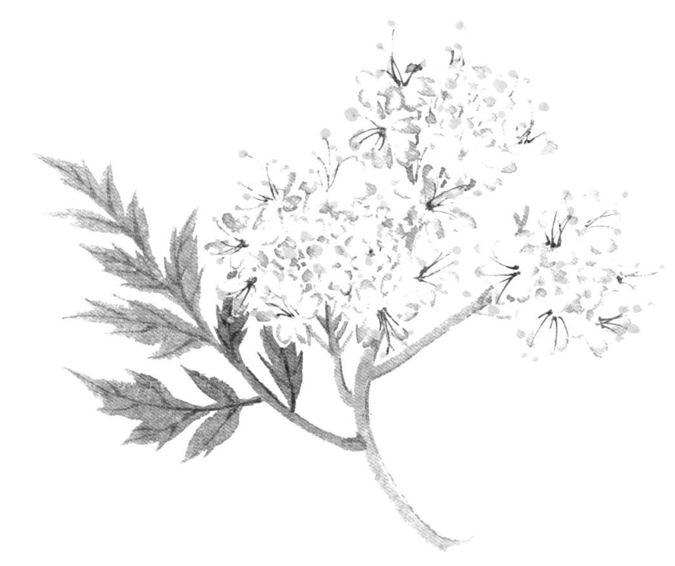

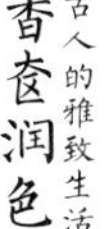

醒头方

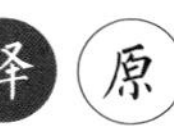

王不留行　板柏叶　贯众　甘松　薄荷　芎䓖

上，为细末，掺之。

准备王不留行、板柏叶、贯众、甘松、薄荷、芎䓖等药材。

将上述药材研成细末，搽在头发上。

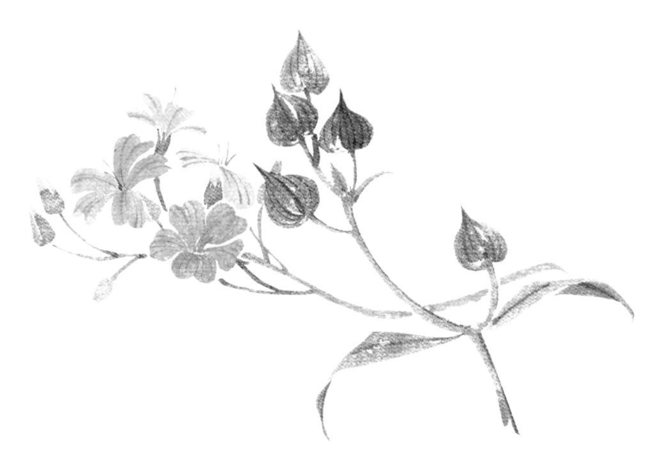

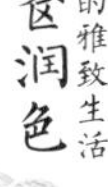

醒头香

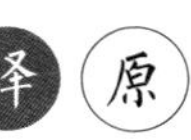

白芷　零陵香　滑石　甘松　荆芥　防风　川芎　木樨

上，为细末，掺在发上，略停片时，梳篦为妙。此药去风，清头目，亦能令人香。

准备白芷、零陵香、滑石、甘松、荆芥、防风、川芎、木樨等药材。

将上述药材研细，搽在头发上，等待片刻，用篦子梳理头发。这个药方可以祛风，清醒头目，也能使人馥郁芬芳。

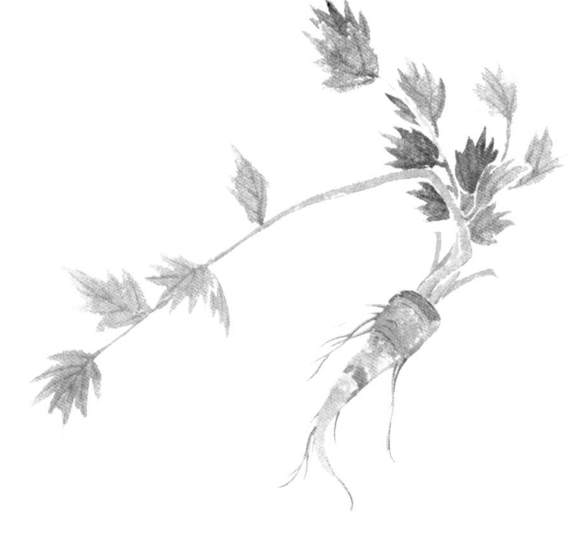

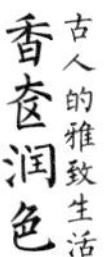

桂花香油

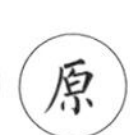

译 注

桂花初开者，二两

香油一斤，浸有嘴磁瓶中，油纸密包，滚汤锅内煮半晌，取起固封，每日从嘴中泻出搽发，久而愈香，少勾黄蜡，入油胭脂亦妙。

选取二两初开的桂花。

用一斤香油浸泡桂花，收在有嘴的瓷瓶中，用油纸密封包好瓷瓶，隔水蒸半天时间，取出封口。每天从瓶嘴中倒出药油涂搽头发，时间越长头发会越香。勾兑少许黄蜡，加入油胭脂更好。

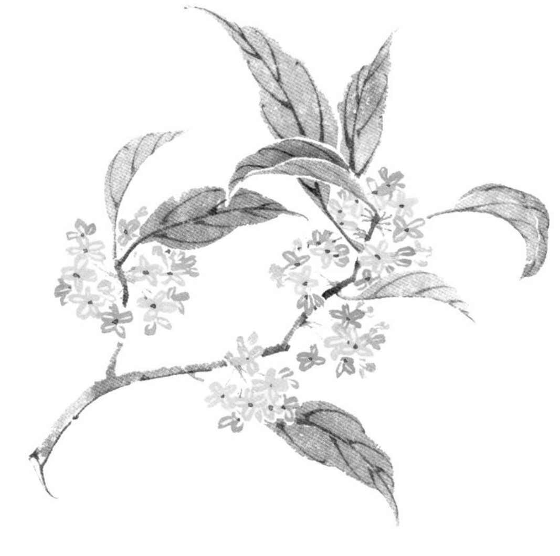

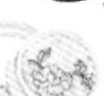

茉莉香油

人名罗衾夜夜香

原

茉莉花新开者，二两香油浸，收制法与桂花油同，不蒸亦可，但不如桂花香久。

译

准备二两新开的茉莉花。

用香油浸泡之，收制方法与桂花香油相同，不蒸制也是可以的，但不如桂花留香持久。

注

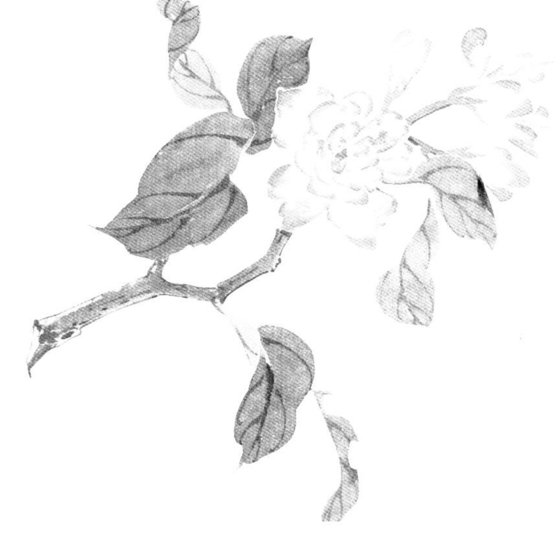

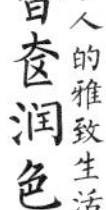

百合香油

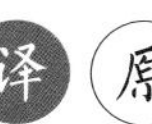

冰片一钱　桂花一两　茉莉一两　檀香二两　零陵香五钱　丁香三钱

香油二斤，制法同前。冰片待蒸后方下，一搽经月犹香。

准备一钱冰片，一两桂花，一两茉莉，二两檀香，五钱零陵香，三钱丁香。

二斤香油，制法同前方。冰片在蒸制过后再下，搽头发可留香一个月。

搽头竹油方

原

每香油一斤，枣枝一根，锉碎，新竹片一根，截作小片，不拘多少，用荷叶四两入油同煎，至一半，去前物，加百药煎四两与油。再熬，入香物一二味，依法搽之。

译

准备一斤香油，将一根枣枝剉碎，把一根新鲜竹片截作小片，不限数量；配上四两荷叶入油煎制。煎制一半时，捞除前面加入的药材，再加四两油和油煎。另加入一二味香料，搽涂到头上。

黑发麝香油方

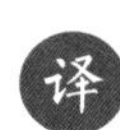

香油二斤 柏油二两，另放 诃子皮一两半 没食子六个 百药煎三两 五倍子五钱 酸榴皮五钱 真胆矾一钱 猪胆二个，另放 旱莲台五钱，诸处有之，叶生一二尺高，小花如狗菊，折断有黑汁出，又名胡孙头

上件，为粗末，先将香油锅内熬数沸，然后将药下入油内，同熬少时，倾出油入罐子内盛贮，微温，入柏油搅，渐冷；入猪胆又搅，令极冷。入后药：

零陵香 藿香叶 香白芷 甘松各三钱 麝香一钱

上，再搅匀，用厚纸封罐子口，每日早、午、晚四时各搅一次，仍封之。如此十日后，先晚洗头发净，次早发干搽之，不待数日，其发黑绀光泽、香滑，

准备二斤香油，二两柏油，再加一两半诃子皮，六个没食子，三两百药煎，五钱五倍子，五钱酸榴皮，一钱真胆矾，二个猪胆；另加五钱旱莲台，旱莲台随处可得，叶片生长高一二尺，开小花，大小如狗菊，折断处有黑汁流出，别名胡孙头。

将以上药材研为粗末，先把香油在锅中熬制沸腾数次，然后把药材加入，一起熬一小会，把油倒入罐子内贮藏，晾到微温，加入柏油搅拌混合，缓慢冷却后再加入猪胆搅拌，待完全冷却后，加入以下药材：

零陵香、藿香叶、香白芷、甘松各三钱、麝香一钱。

将以上药物再搅拌均匀，用厚纸密封罐子口，每天早、中、晚四时各搅拌一次，再次封好。这样反复十天之后，晚上将头发洗

永不染尘垢，更不须再洗，用后自见发黄者即黑。

干净，第二天清早在干发上涂搽，几天之后，头发就会乌黑光泽、清香顺滑，不易沾染尘垢，也无须再洗发，并且使用后发黄的头发逐渐变黑。

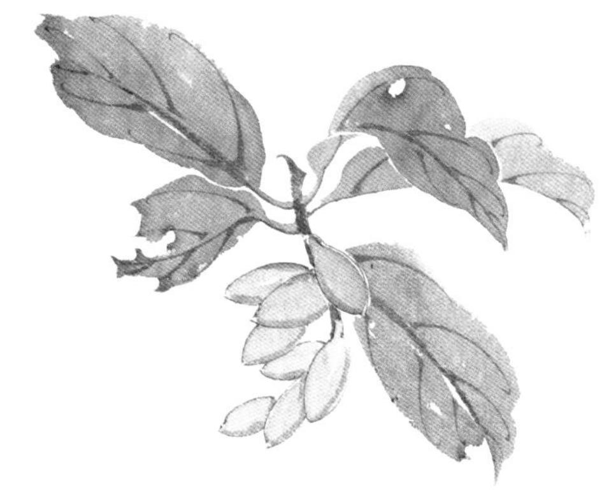

生香长发油

原 译 注

乱发洗净，五两　花椒五钱

零陵香二两　菊花一两

用香油一斤煎乱发令焦，研细如膏；再加香油一斤，同浸菊花等药，大能生发，黑而且长。

将断发清洗干净，准备五两；另准备五钱花椒，二两零陵香，一两菊花。

用一斤香油将断发煎焦，研细成膏状；再混入一斤香油，浸泡花椒、零陵香、菊花等药物，非常有助于生发，并且发丝乌黑柔长。

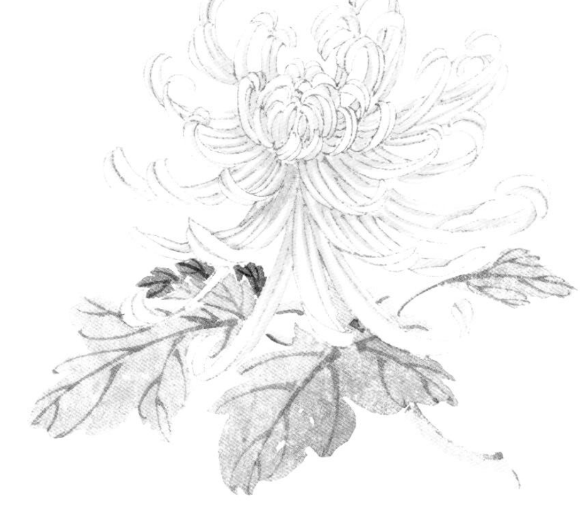

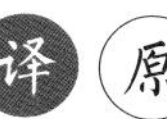

蔓荆子　没食子　诃子肉　踯躅花　白芷　沉香　附子　卷柏　覆盆子　生地黄　苓香草　莲子草　芒硝　丁皮　防风

上件，等分，洗净晒干，细锉，炒黑色，以绵纸袋盛入罐内。每用药三钱，香油半斤浸药，厚纸封七日。每遇梳头，净手蘸油摩顶心令热，后发窍，不十日秃者生发，赤者亦黑。妇人用，不秃者发黑如漆；若已秃者，旬日即生发。

准备蔓荆子、没食子、诃子肉、踯躅花、白芷、沉香、附子、卷柏、覆盆子、生地黄、苓香草、莲子草、芒硝、丁皮、防风。

将以上药物各取同等分量，洗净晒干，锉成细碎状，炒至黑色，用绵纸装好，贮于罐内。每次用药量为三钱，用半斤香油浸泡，再用厚纸密封罐口七天。每次梳头时，用洗净的手蘸油摩擦头顶使头皮发热，之后再摩擦发窍，不出十日，秃顶处就能生发，发红的头发也能变黑。妇女使用，不秃发的人能发黑如漆；秃发的人，十天左右就能长出新发。

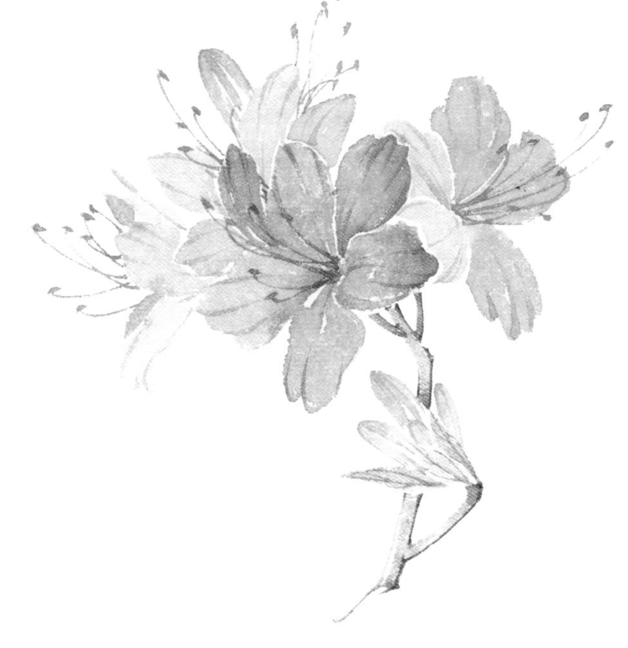

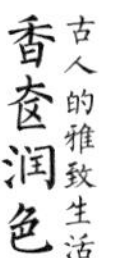

原 译 注

鸡头子皮　柿皮　胡□　石榴皮　百药煎　马矢即马粪　五倍子以上同浸油

上，等分为末，瓷合贮，埋马矢中七七日，入金丝矾少许，以猪胆包指蘸捻之。

鸡头子皮、柿皮、胡□、石榴皮、百药煎、马矢（即马粪）、五倍子，将以上药物用油浸泡。

以上药物取同等分量，研成细末，贮藏于瓷瓶中，埋在马粪中共七七四十九日，之后再加入金丝矾少许，用猪胆包住手指蘸着药物捻。

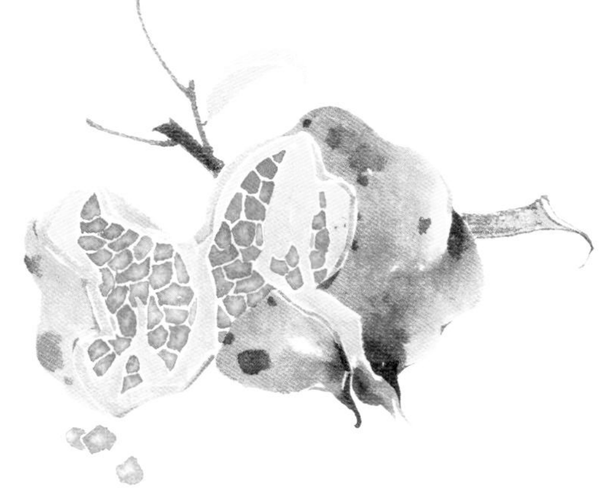

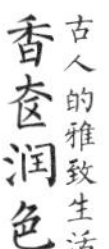

掠头油水方

原

甘松　青黛　诃子　零陵香　白及

上，为细末，绢袋盛浸油，或浸水用，亦妙。

译

准备甘松，青黛，诃子，零陵香，白及。

将上述药材研成细末，装于绢袋之中，浸泡在油里，或者浸泡在水中，效果也很好。

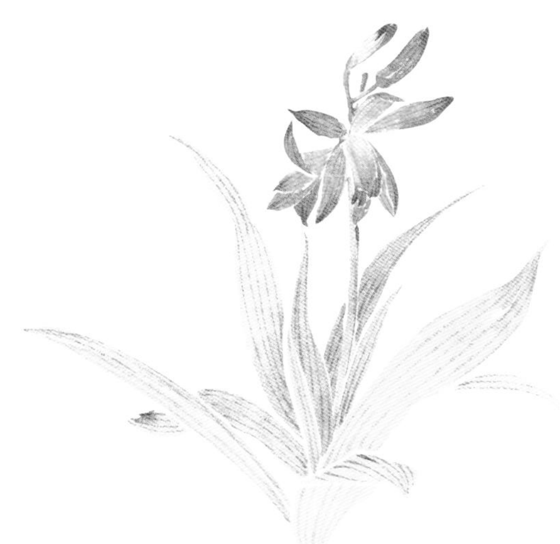

原 译 注

柏子仁半斤 白芷 朴硝各半两 诃子十个，炮 零陵香 紫草 香附子各一两

上，为粗末，香油一斤，生铁器盛，逐日用之。

准备半斤柏子仁，白芷和朴硝各半两，炮制过的诃子十个，炮制过的零陵香、紫草和香附子各一两。

将上述药材研成细末，配入一斤香油，用生铁器皿贮藏，每天使用即可。

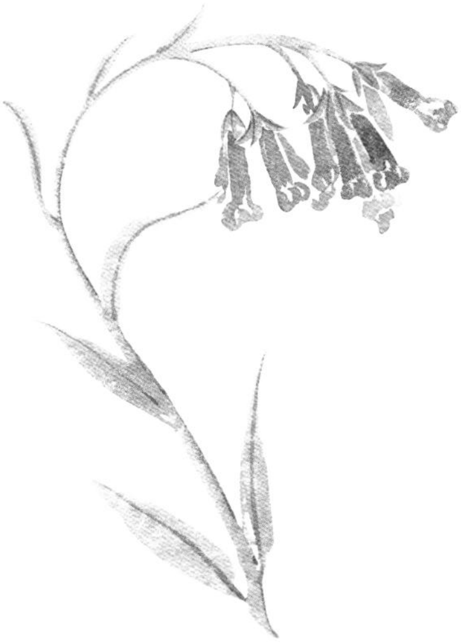

治女人病后眉毛不生方

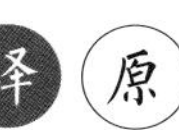

乌麻花七月取阴干为末，用生乌麻油敷之，即生。

取七月盛开的乌麻花。将乌麻花阴干后研成细末，用生乌麻油敷上，便会生出眉毛。

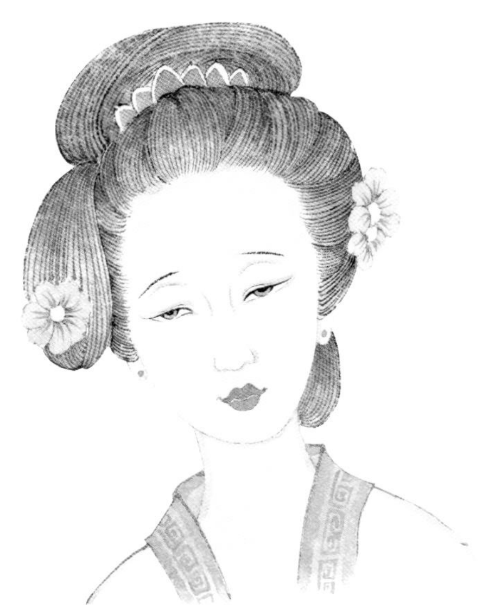

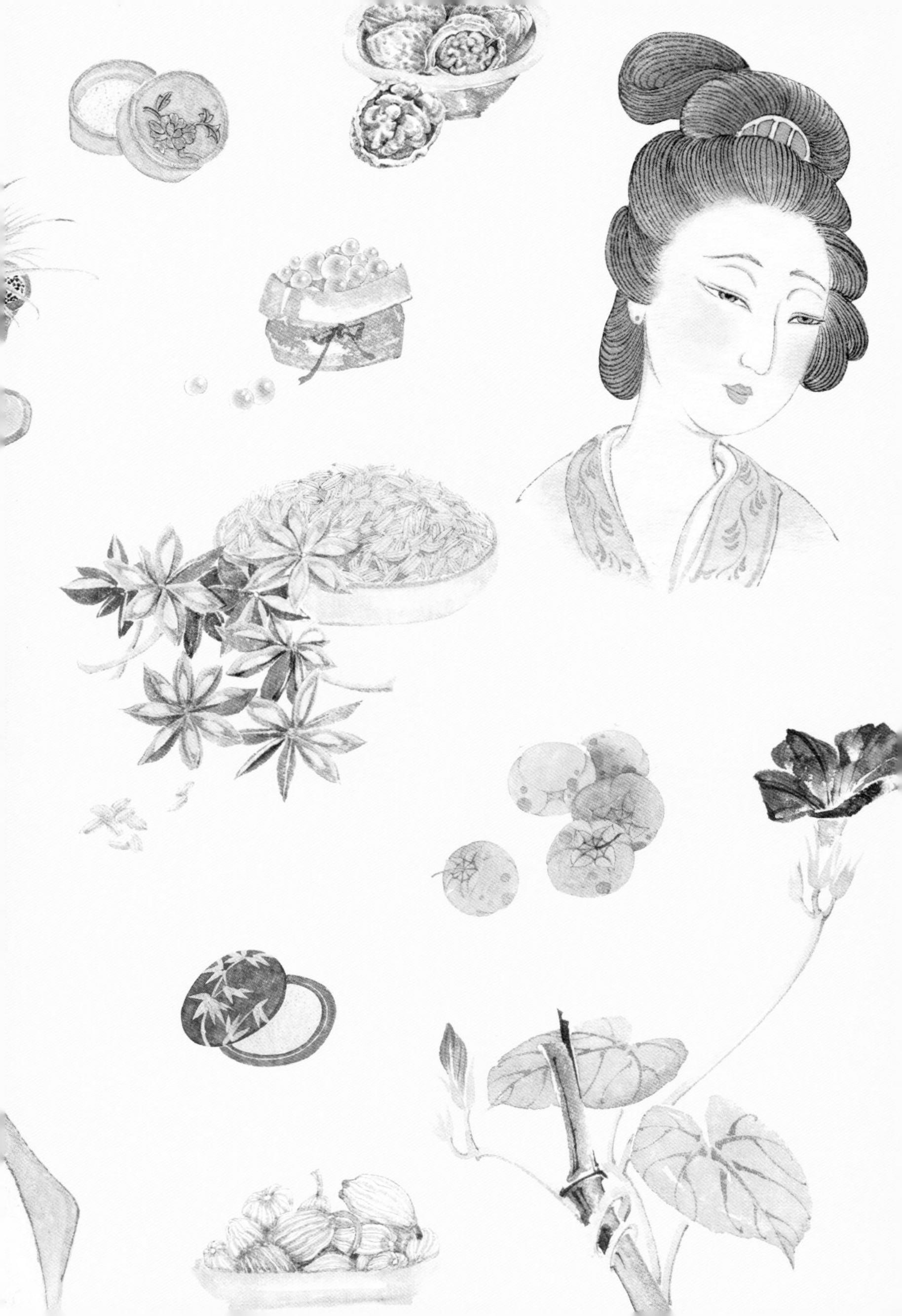

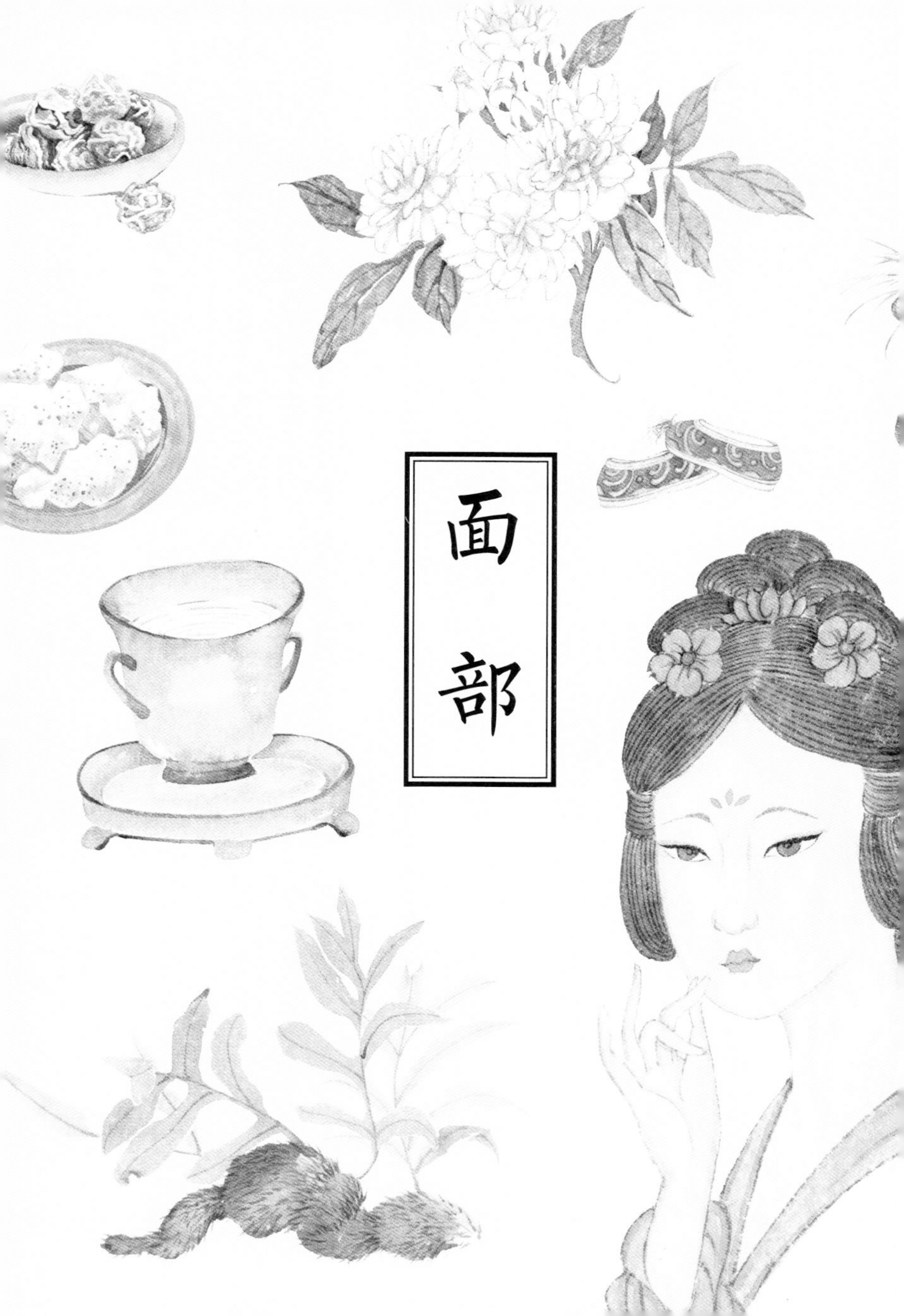

面部

杨妃令面上生光方

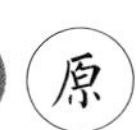

蜜陀僧如金色者一两

上，研绝细，用乳或蜜调如薄糊，每夜略蒸带热敷面，次早洗去。半月之后面如玉镜生光，兼治渣鼻。唐宫中第一方也，出《天宝遗事》。

金色蜜陀僧准备一两。

将金色蜜陀僧研磨至极细，用牛奶或蜂蜜调成稀糊状，每天晚上略微蒸过后趁热敷面，第二天清早清洗干净。坚持使用半个月之后颜面便会如玉镜生光。此方还兼治酒渣鼻。是唐代宫廷第一方，出自《天宝遗事》一书。

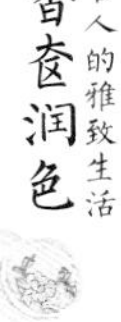

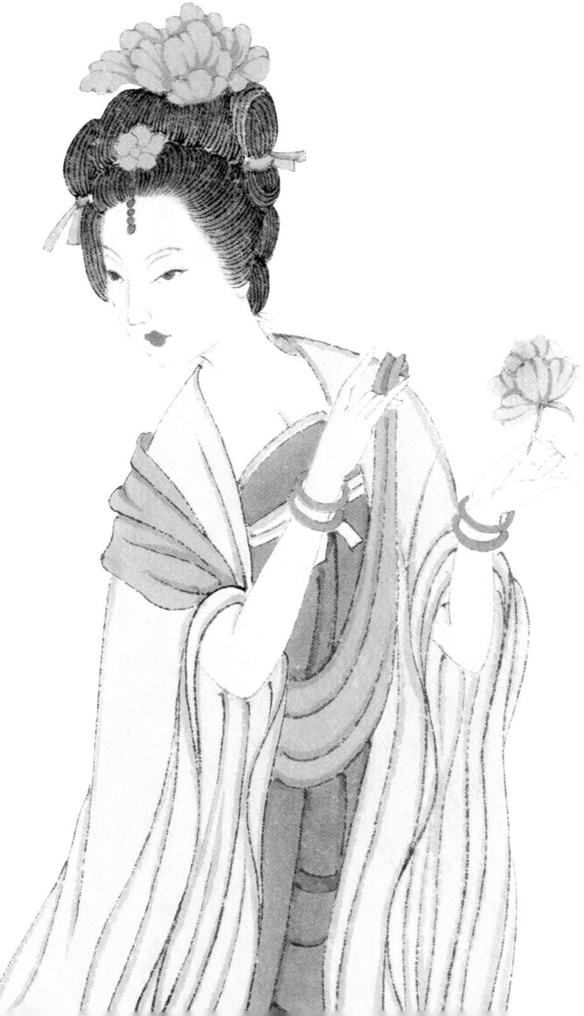

又方令面手如玉

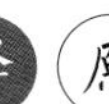

杏仁一两　天花粉一两　红枣十枚　猪胰三具

上，捣如泥，用好酒四盏，浸于磁器。早夜量用以润面手，一月皮肤光腻如玉。冬天更佳，且免冻裂。

准备一两杏仁，一两天花粉，十颗红枣，三具猪胰。

将上述药材混合捣烂如泥，加入四盏上等好酒浸泡，贮于瓷器坛内。早晚取适量润涂面部和手部，一个月后皮肤光嫩如美玉。冬天使用效果更好，还能预防皮肤冻裂。

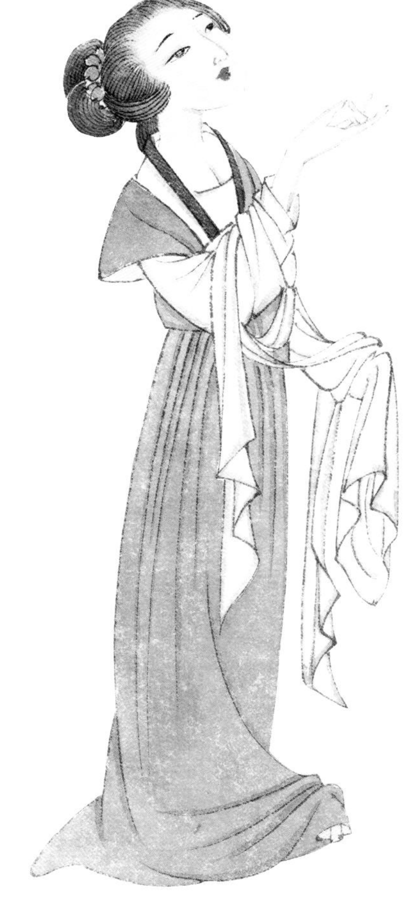

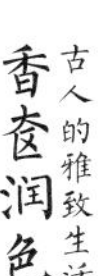

原 译 注

杏仁去皮 滑石 轻粉各等分上，为细末，蒸过，入脑、麝各少许，用鸡蛋清调匀，早起洗面毕敷之。旬日后色如红玉。

去皮杏仁、滑石、轻粉各等分。

将上述药材一同研成细末，蒸过之后加入少许冰片和麝香，用鸡蛋清调匀，清晨起床清洗面部后敷上药膏。十天之后面色红润如红玉。

赵婕妤秋丹令颜色如芙蓉

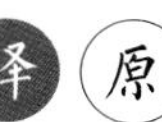

落葵子（不拘多少）洗净蒸熟，烈日中晒干，去皮取仁细研，蜜调。临卧敷面，次早用桃花汤洗去，光彩宛如初日芙蓉。

落葵子不限数量。洗净后蒸熟，置于烈日之下晒干，去除外皮，取仁研细后用蜂蜜调匀。睡前敷面，第二天清早用桃花汤清洗，面色光彩如同出水芙蓉。

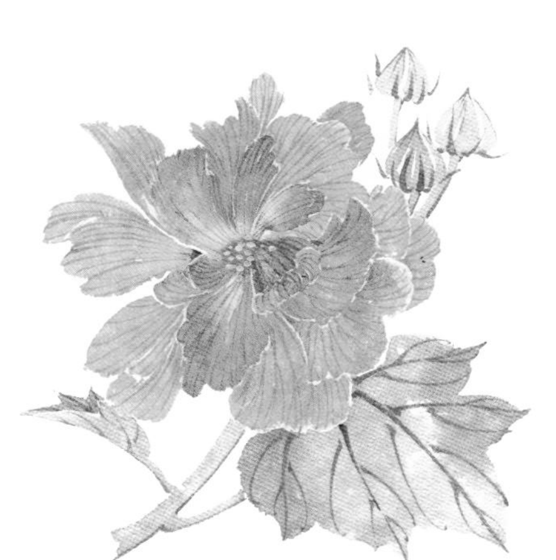

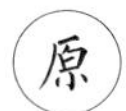

白丁香　白僵蚕　白附子　白牵牛　白芷　白及　白蒺藜　白茯苓上，八味，入皂角三定，去皮弦，绿豆少许，共为末。早起洗面常用。

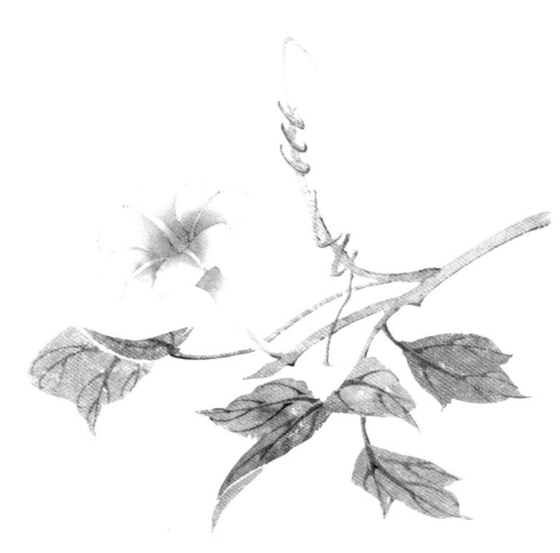

准备白丁香、白僵蚕、白附子、白牵牛、白芷、白及、白蒺藜、白茯苓。

将以上八味药材混合，再加入去除皮弦的皂角三个，绿豆少许，一起研为细末。早晨起床后经常使用洗脸即可。

洗面妙方

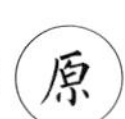
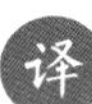
注

猪牙皂角四两　白僵蚕三钱　白附子三钱　藿香三钱　密陀僧五钱　山柰五钱　白芷五钱　麝香少许　白茯五钱

每日清早洗之，酒调涂，能去雀斑。

四两猪牙皂角，三钱白僵蚕，三钱白附子，三钱藿香，五钱密陀僧。五钱山柰，五钱白芷，麝香少许，五钱白茯。

将上述药材共研为细末，煎汤，每早以之洗脸，细末以酒调匀涂患处，能祛雀斑。

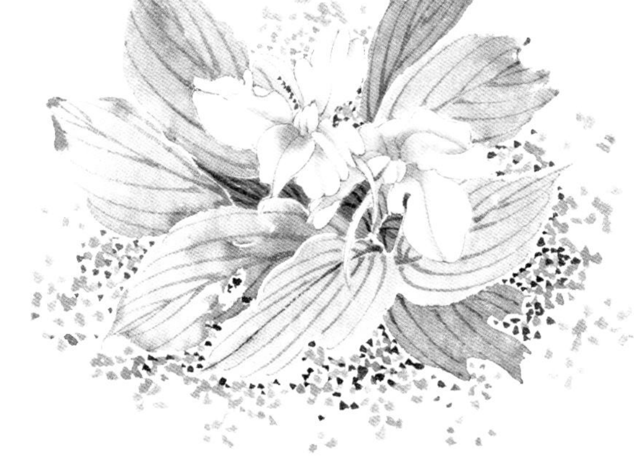

洗面方

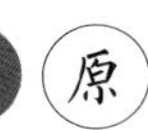

丁香五钱 肥皂角五十锭，去皮、核 零陵香 檀香 茅香 藿香 白术 白及 白蔹 川芎 沙参 防风 藁本 山柰 天花粉 木贼 甘松 楮桃儿 黑牵牛 白僵蚕炒 香白芷各一两 绿豆五升，汤泡一宿，晒干

上，为细末，每日洗面用，治面上诸般热毒风刺，光泽精神。

准备五钱丁香，五十锭去除皮核的肥皂角，零陵香、檀香、茅香、藿香、白术、白及、白蔹、川芎、沙参、防风、藁本、山柰、天花粉、木贼、甘松、楮桃儿、黑牵牛、炒制的白僵蚕、香白芷各一两，绿豆五升，用汤浸泡一夜后晒干。

上述药材一起研成细末，每天用来洗脸，可治疗脸部各种热毒风刺，使颜面光泽有精神。

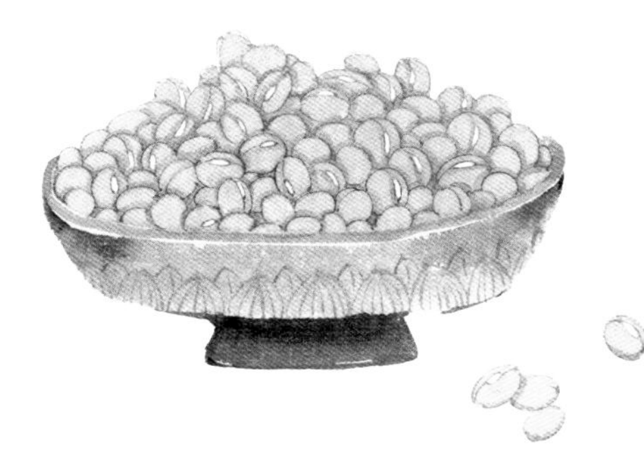

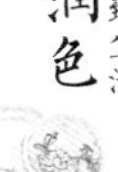

原 译 注

白附子　密陀僧　茯苓　胡粉各一两　桃仁四两　香白芷半两

上件为细末，用乳汁临卧调涂面上，早晨浆水洗，十日效。

准备白附子、密陀僧、茯苓、胡粉各一两，桃仁四两，香白芷半两。

将上述药材研成细末，临睡前用牛奶调和涂于脸部，次日早晨用浆水清洗，十天就会见效。

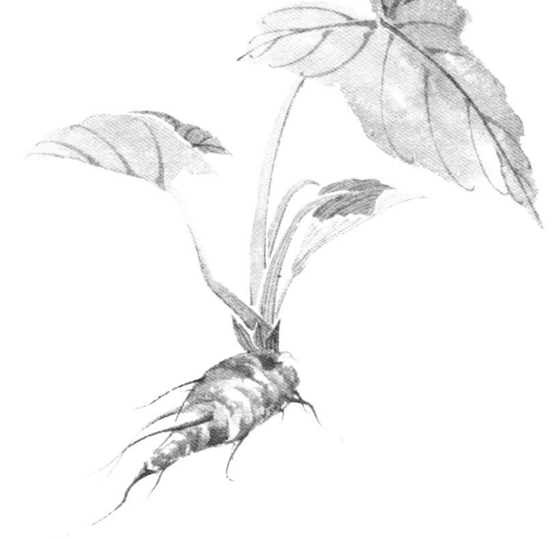

敷面桃花末

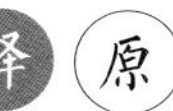

仲春，收桃花阴干为末，七月七日取乌鸡血和之，涂面及身，红白鲜洁，大验。

采摘仲春时节（农历二月）的桃花，阴干后研细，农历七月七日取乌鸡血调和桃花细末，涂面部或身体上，可使肤色红白鲜洁，效果很好。

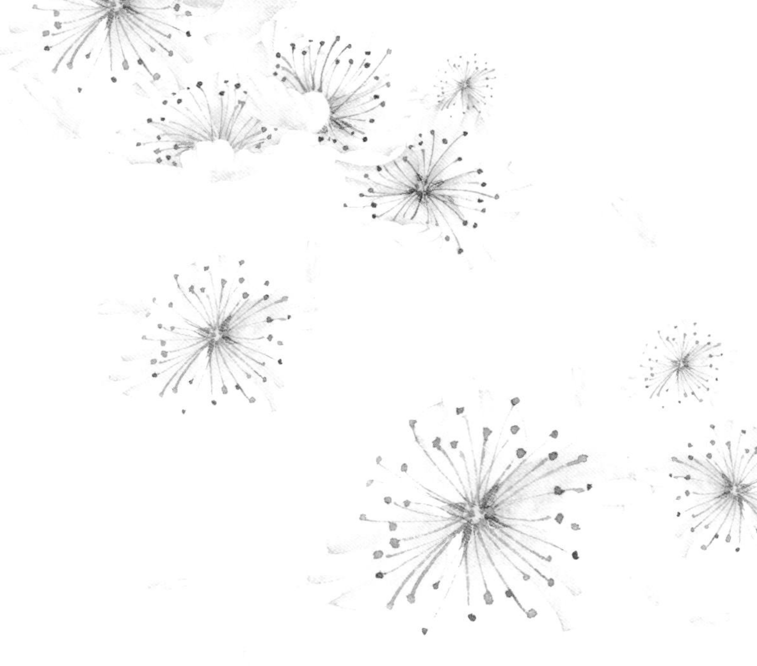

七香嫩容散

原 译 注

黑牵牛十二两　皂角四两，去皮，炒　天花粉　零陵香　甘松　白芷各二两　茶子四两

上，为细末，洗面或洗浴时，蘸药擦之。

准备十二两黑牵牛，四两去皮后炒制的皂角，天花粉、零陵香、甘松、白芷各二两，茶子四两。

以上药材一起研细成末，洗脸或者沐浴时，蘸取药粉擦拭皮肤。

注 原 译

黑牵牛四两　白芷　甘松　川芎　藿香　藁本各五钱　零陵香　天花粉一两　细辛　檀香五钱　胶珠二钱五分　猪牙皂角二两　楮实二两　茅香五钱

上，为末，洗面常用。

准备四两黑牵牛，白芷、甘松、川芎、藿香、藁本各五钱；零陵香、天花粉各一两；细辛、檀香各五钱；胶珠二钱五分，猪牙皂角二两，楮实二两，茅香五钱。

将以上药材一同研为细末，洗脸常用即可。

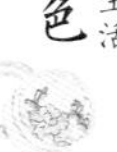

原 译 注

一斤生姜半斤枣，二两白盐三两草，丁香沉香各五钱，四两茴香一处捣。煎也好，点也好，修合此药胜如宝。每日清晨饮一杯，一世容颜长不老。

一斤生姜，半斤枣，二两白盐，三两甘草，丁香、沉香各五钱，四两茴香，将上述药材一起捣烂，用水煎煮，或者用沸水点药，该药功效甚佳。每天清晨饮用一杯，可保容颜青春不老。

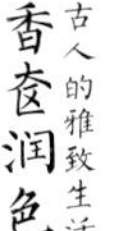

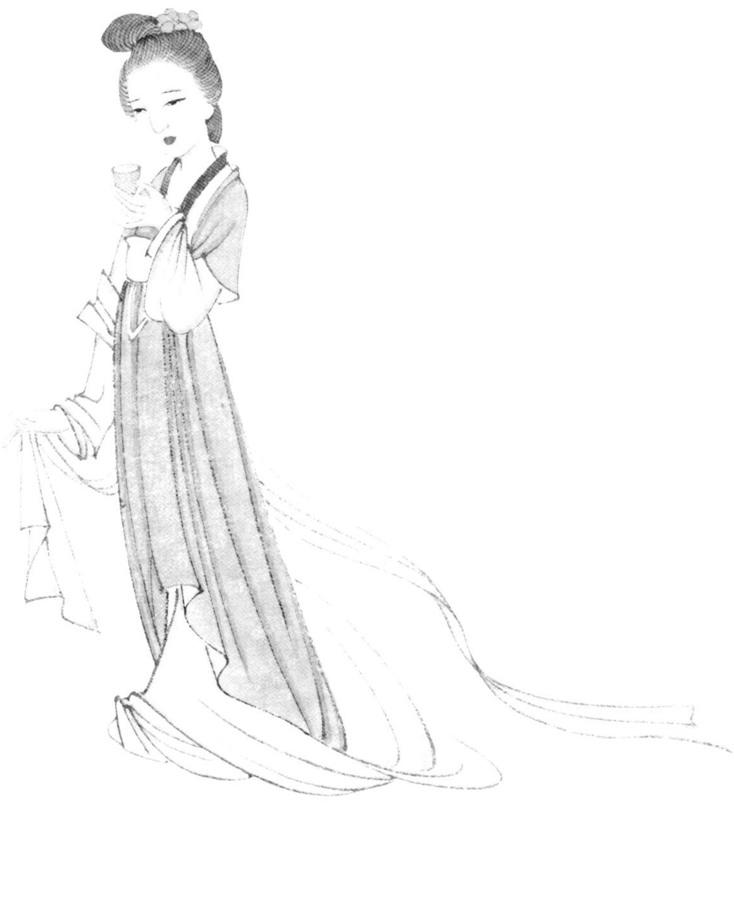

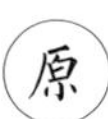

以百花上露饮之。

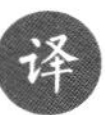

采集百花露水饮用。

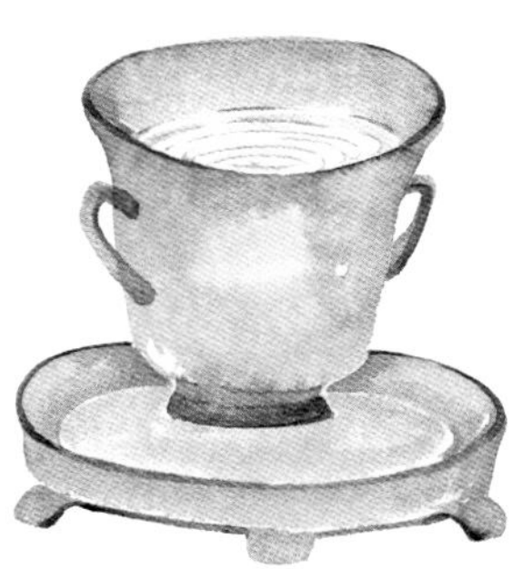

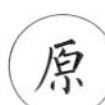

以井华水研朱砂服之。

用井华水混合朱砂研磨内服。

（朱砂有毒，故此方当慎服。）

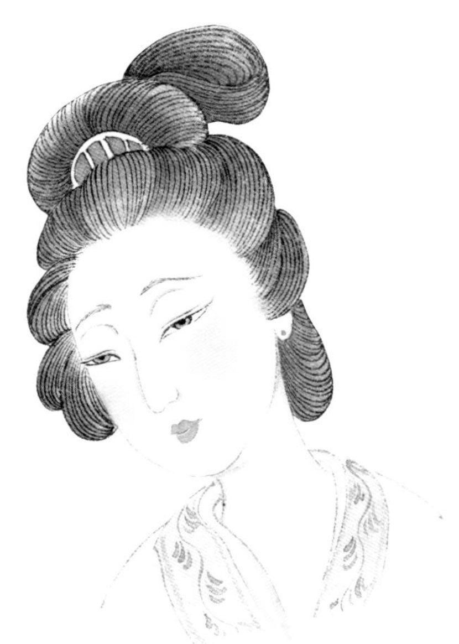

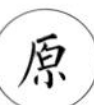

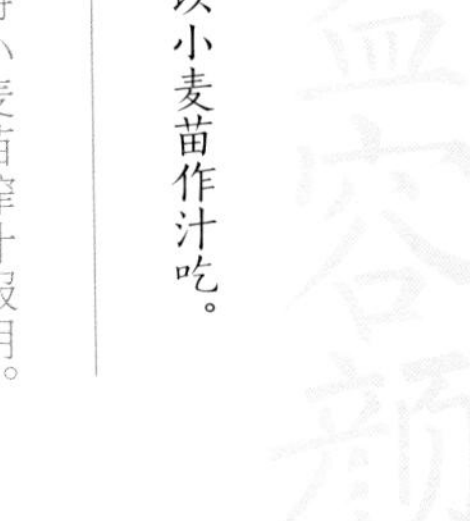

原

以小麦苗作汁吃。

译

将小麦苗榨汁服用。

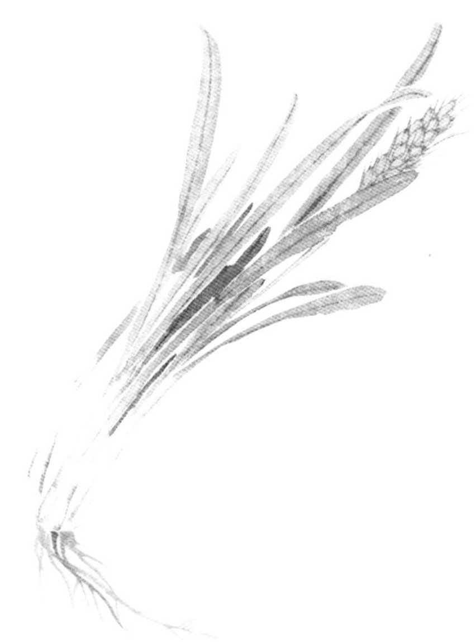

或甘草煎汤，或红枣煎汤，或乌龙尾煎汤。

译

用甘草煎汤，或者用红枣煎汤，或者用乌龙尾煎汤服用。

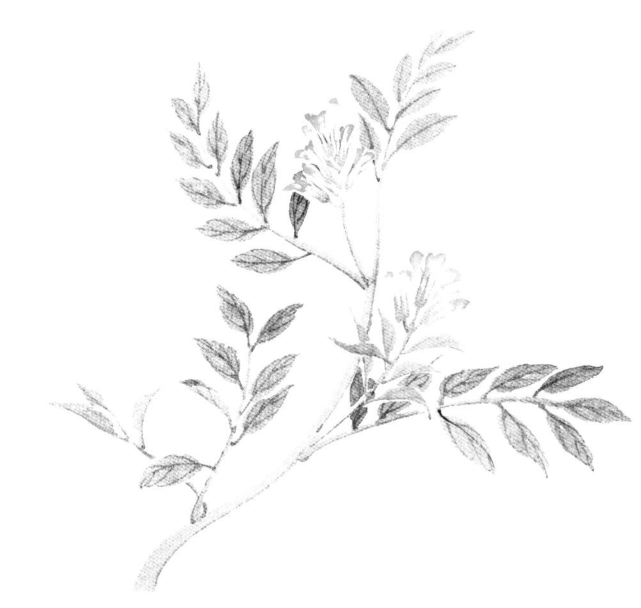

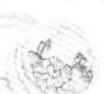

梨花白面香粉方

原

官粉十两　密陀僧二两　轻粉五钱　白檀二两　麝香一钱　蛤粉五钱

前三项先研绝细，加入麝香，每日鸡子白和水调敷，令面莹白，绝似梨花更香。汉宫第一方也。

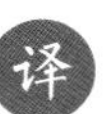
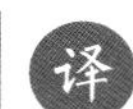

注 译

准备官粉十两，密陀僧二两，轻粉五钱，白檀二两，麝香一钱，蛤粉五钱。

先将官粉、密陀僧、轻粉三味药材研成细末，再加入麝香，每天用蛋白和清水调匀敷面，可使面部光莹洁白，恰似梨花而更有香气。这是汉朝宫中美容的最好方子。

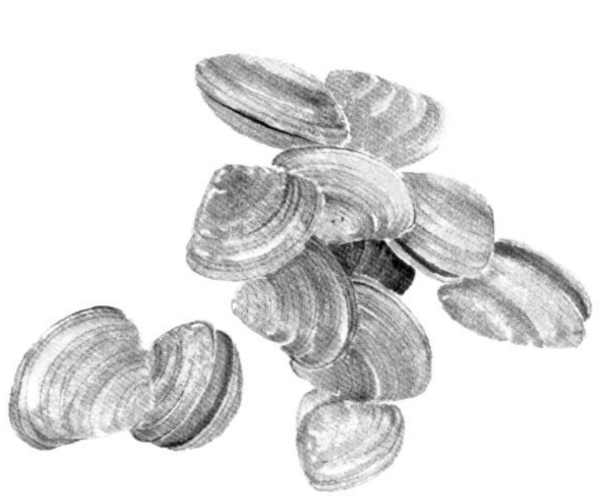

桃花娇面香粉方

注　原　译

官粉十两　密陀僧二两　银朱五钱　麝香一钱　白及一两　寒水石二两

共为细末，鸡子白调，盛磁瓶蜜封，蒸熟，取出晒干，再研令绝细，水调敷面，终日不落，皎然如玉。

准备官粉十两，密陀僧二两，银朱五钱，麝香一钱，白及一两，寒水石二两。

将上述药材一同研成细末，用鸡蛋清调匀，装入瓷瓶内密封，上锅蒸熟后取出晒干，再研成极细粉末，用清水调和敷面，可保持一天，使颜面皎然如白玉。

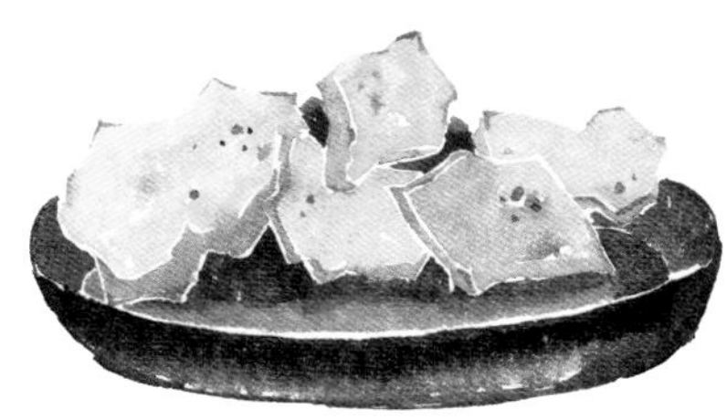

秘传和粉方

原 译 注

官粉十两　密陀僧一两　黄连五钱　白檀一两　蛤粉五两　轻粉二钱　朱砂一钱　金箔五个　脑麝各少许

上，为末，和匀用。

准备官粉十两，密陀僧一两，黄连五钱，白檀一两，蛤粉五两，轻粉二钱，朱砂一钱，金箔五个，龙脑和麝香各少许。

将以上药材研成细末，混合均匀后使用。

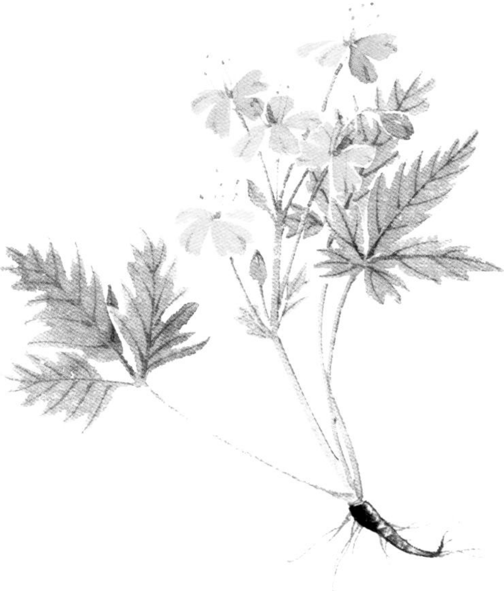

常用和粉方

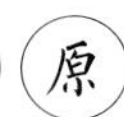

原

好粉一两　白檀一钱　密陀僧一钱　蛤粉五钱　轻粉二钱　脑麝各少许　黄粉二钱五分，水淘，置纸上干　白米粉子二钱

上，为末，和匀用。

译

准备好粉一两，白檀一钱，密陀僧一钱，蛤粉五钱，轻粉二钱，龙脑和麝香各少许，黄粉二钱五分，用水淘洗后，置于纸上干燥，白米粉子二钱

将上述药材一同研为细末，调和均匀使用。

注

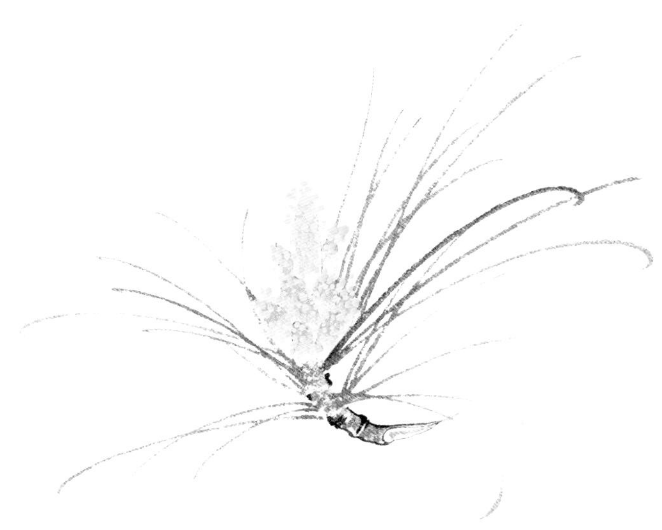

麝香和粉方

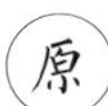 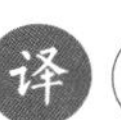 注

官粉一袋，水飞过　蛤粉白熟者，水碾　朱砂三钱　鹰条二钱　密陀僧五钱　檀粉五钱　脑麝各少许　寒水石粉和脑麝同研　紫粉少许，轻重用之

准备官粉一袋；用水飞处理；白熟的蛤粉，加水碾；朱砂三钱，鹰条二钱，密陀僧五钱，檀粉五钱，脑麝各少许，寒水石粉和龙脑麝香共同研磨，紫粉少许，按症状轻重使用。

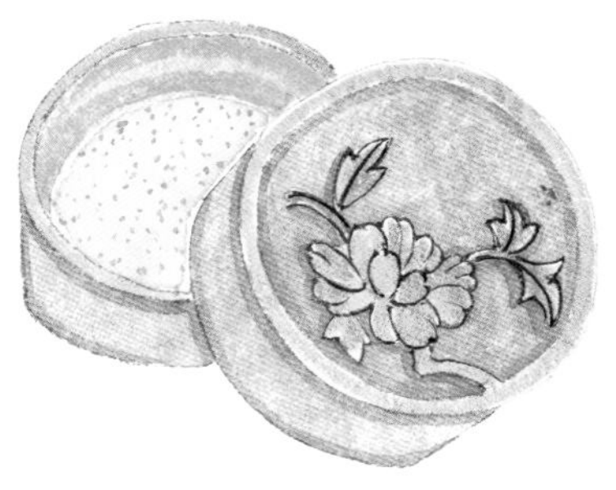

原

鸡子一个，破顶去黄，只用白，将光粉一处装满，入密陀僧五分，纸糊顶子，再用纸浑裹水湿之，以文武火煨，纸干为度，取出用涂，面红自不落，莹然如玉。

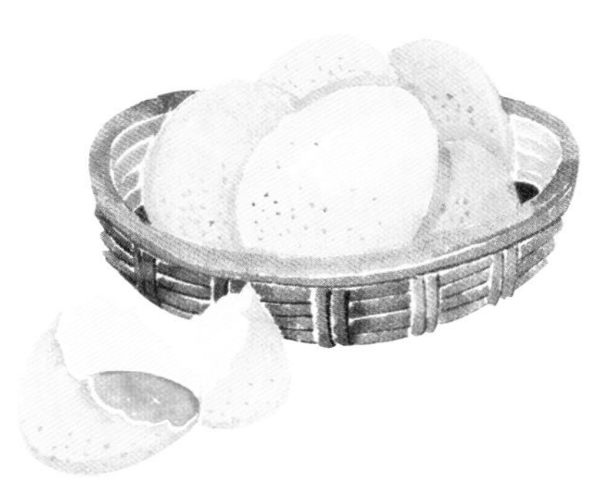

译

准备鸡蛋一个，顶部开一孔，倒出蛋黄，只留下蛋白在壳中，将铅粉填入，并添加密陀僧五分，用纸糊住蛋壳顶部，再用湿纸包裹住整个鸡蛋，用文火、武火交替煨，至包裹的纸煨干后取出蛋壳内的药材，用来涂面则面色红润，光泽如美玉。

原

粟米随多少，淘涤如法，频易水，浸取十分洁，倾顿瓷钵内，令水高粟少许，以薄绵纸盖钵面，隔去尘污，向烈日中曝干，研细为末。每水调少许，贮器，随意用。将粉覆盖熏之，媚悦精神。

译

取适量粟米，频换水淘洗多次，并浸泡洁净，倒入瓷钵中，使水漫过粟米少许，并用薄绵纸盖住瓷钵口，以防尘土污染，并在烈日下曝晒至水干，将粟米研细。使用前用水调和少量粉末，贮藏于器皿内，随用随取。将粉末覆在面上熏蒸，便显得妩媚动人，精神焕发。

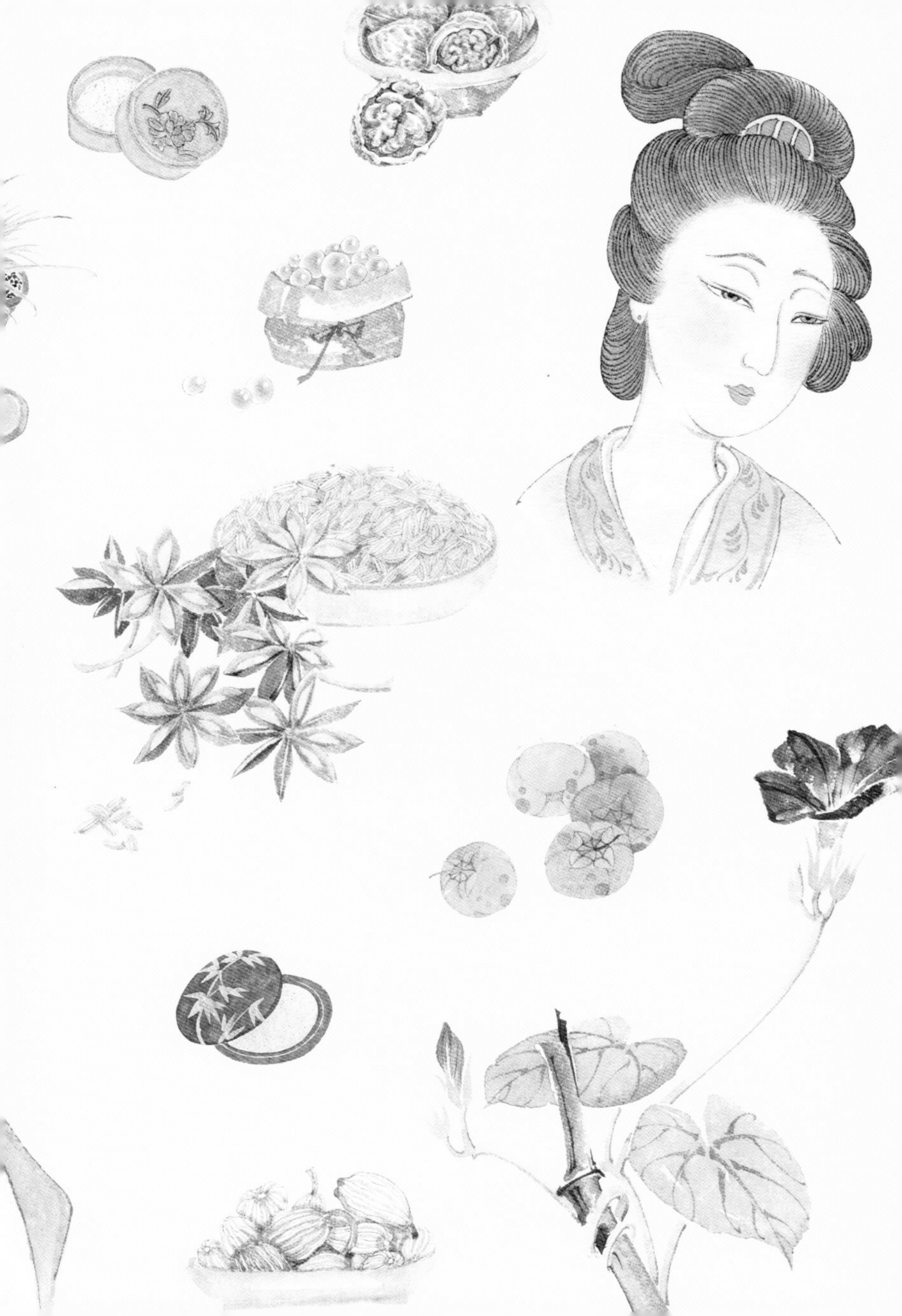

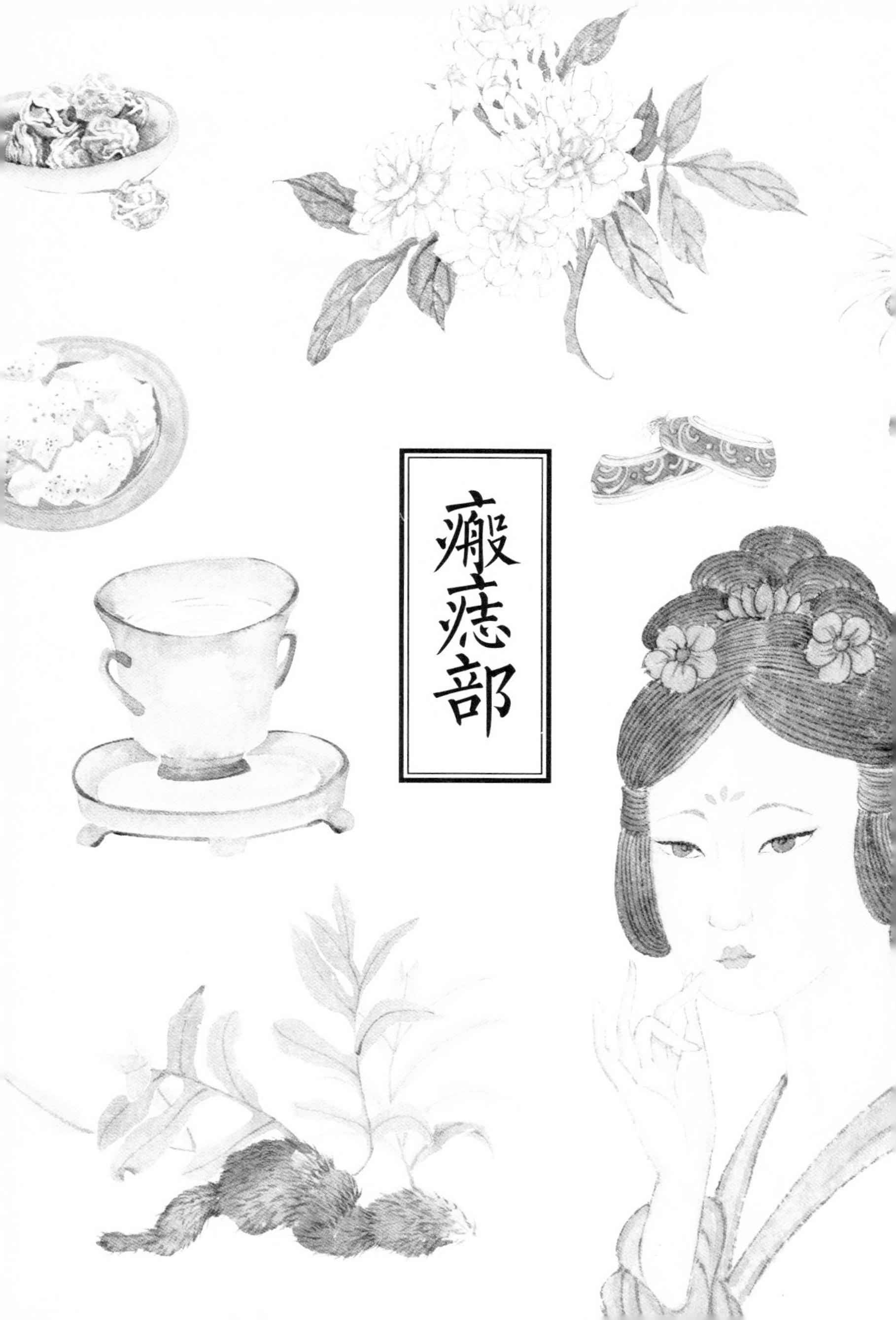

瘢痣部

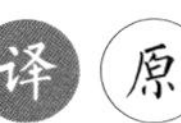

茯苓二两，去皮 天门冬三两 百部二两 香附子二两 瓜蒌二个 茨菰根五两 冬瓜子半斤 甘草半斤 杏仁二两 皂角二斤，酒涂炙 清胶四两，火炙 大豆十两，蒸去皮 益丹子一斤，烧灰，用将末、水和成丸

上件，和合焙干，捣罗为末，早晨如澡豆末用，其瘢自去。

准备二两去皮的茯苓，天门冬三两，百部二两，香附子二两，瓜蒌二个，茨菰根五两，冬瓜子半斤，甘草半斤，杏仁二两，皂角二斤，酒涂炙，火炙的清胶四两，蒸去皮的大豆十两；益丹子一斤，烧灰，用将末、水和成丸。

以上药材混合烘焙干，捣烂后用罗筛过筛，取细末，早晨像用澡豆末一样洗脸，可祛瘢。

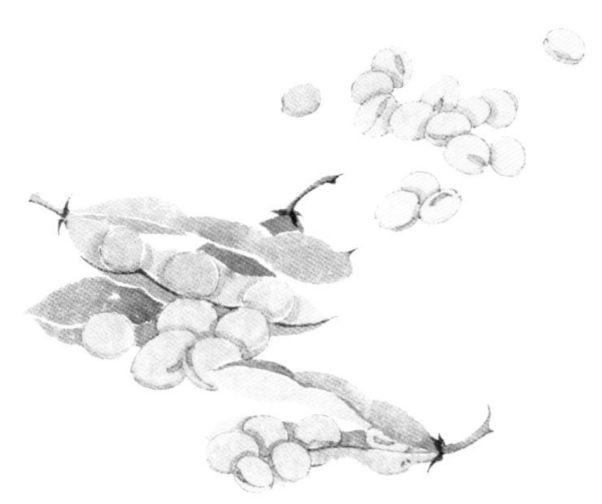

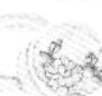

去诸斑方

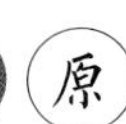

译 注

猪牙皂角三钱 大皂角三钱 山柰五钱 甘松五钱 细辛 槟榔取末

猪牙皂角三钱，大皂角三钱，山柰五钱，甘松五钱，细辛，槟榔取末。

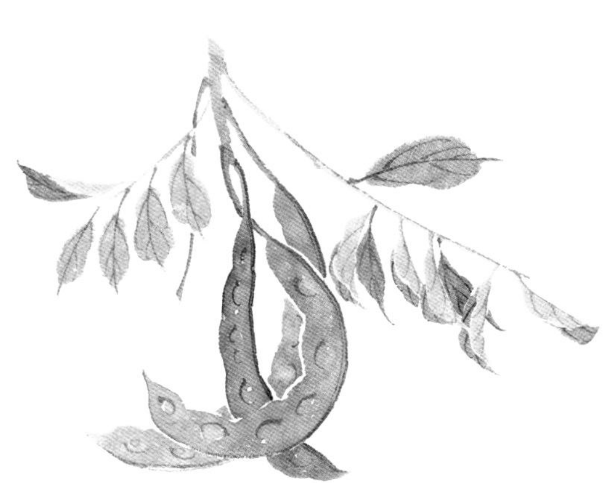

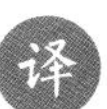 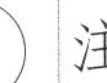 注

白梅五钱　樱桃枝五钱　小皂角五钱　紫背浮萍五钱

共为末，炼蜜丸如弹子大。日用洗面，其斑自去，屡验。

准备白梅五钱、樱桃枝五钱、小皂角五钱、紫背浮萍五钱。

将以上药材混合研成细末，混入白蜜做成弹子大小的丸子，每日用之洗面，面部雀斑便会自然褪去，屡试不爽。

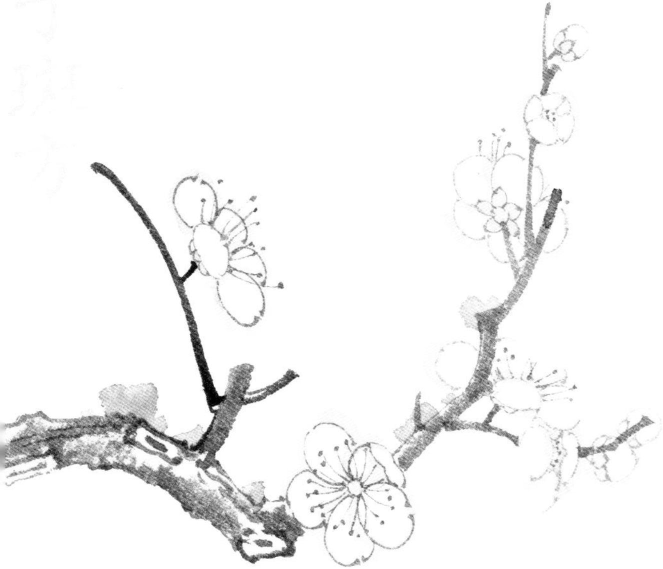

原

白附子 白及 白蔹 白茯苓 蜜陀僧 定粉 以上各等分

上，为细末，洗面净，临卧用浆水调涂之。

译

白附子、白及、白蔹、白茯苓、密陀僧、铅粉，以上药材各取等量。一同研为细末，洗净面部后，临睡前用浆水调和涂于患处。

注

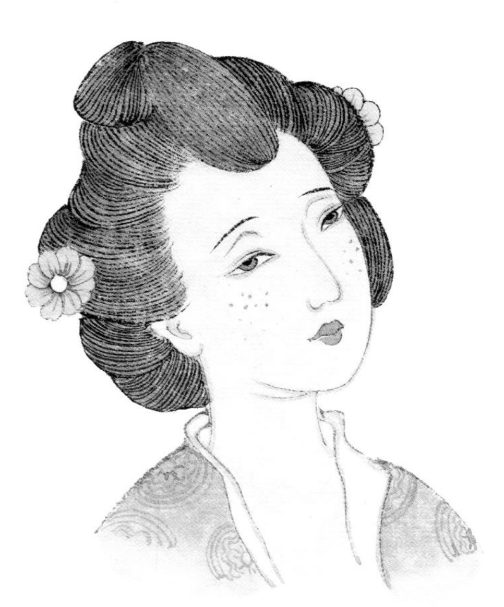

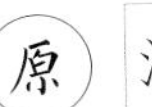

白僵蚕二两　黑牵牛二两　细辛一两

上，研细末，炼蜜为丸，如弹子大，日洗数次。一月其斑如扫。此南都旧院亲传验方。

准备白僵蚕二两，黑牵牛二两，细辛一两。

将以上三味药混合研成细末，调入白蜜，做成弹子大小的药丸，每日用该方清洗几次面部。连续使用一个月之后，黑斑如同被清扫般不见了。这是南都旧院亲传的验方。

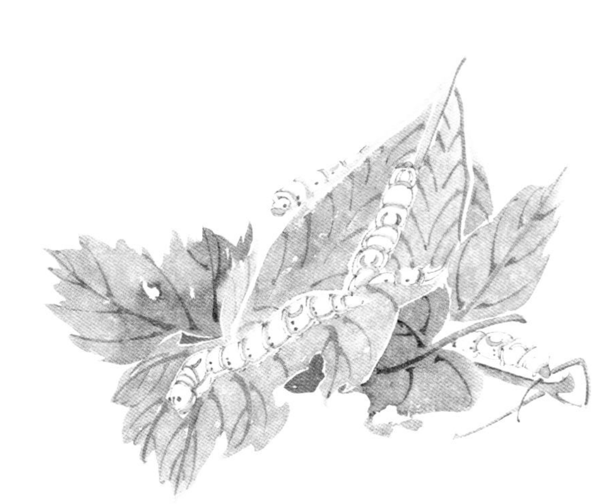

治面䵟方

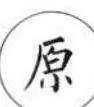

白附子为末，酒调。

译

白附子研成细末，用酒调和外涂。

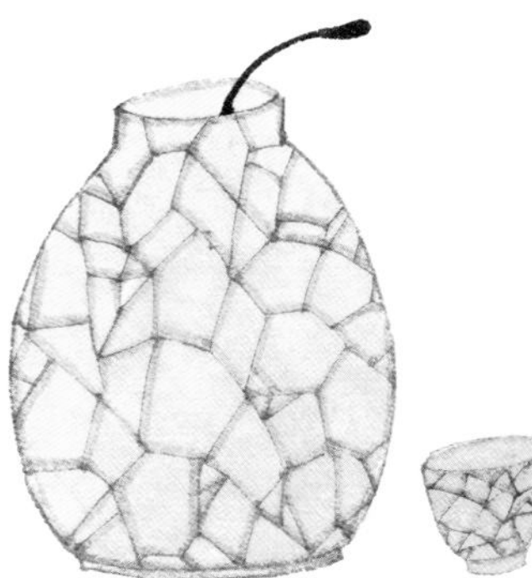

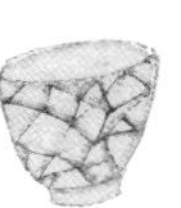

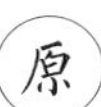

杏仁用酒浸，皮脱，捣烂，绢袋盛拭面。

杏仁用酒浸泡，脱皮后捣烂成泥，用绢布袋盛装擦拭面部。

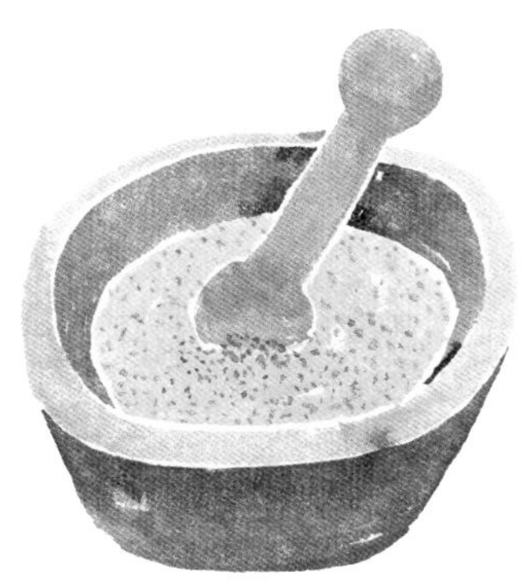

原　译　注

藜芦灰五两

用滚汤一大碗淋灰汁于铅器中，外以汤煮如黑膏，以针微拨破痣处，点之，不过三次，痣即脱去。

藜芦灰五两。

将藜芦灰装于铅制容器中，用一大碗沸水淋在灰上，容器隔水煮直至藜芦灰变成黑色膏状，用针轻轻挑破黑痣，点上药膏，三次以内黑痣就自行脱落。

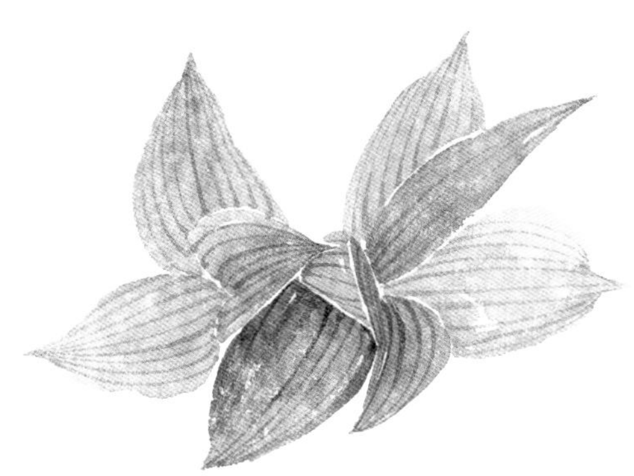

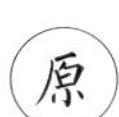
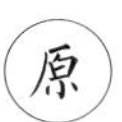

原

益母草烧灰　鹦条石各等分

上，和匀调敷。

译

将益母草烧成灰，与鹦条石按等分。按比例混合调匀后，调水敷于患处。

注

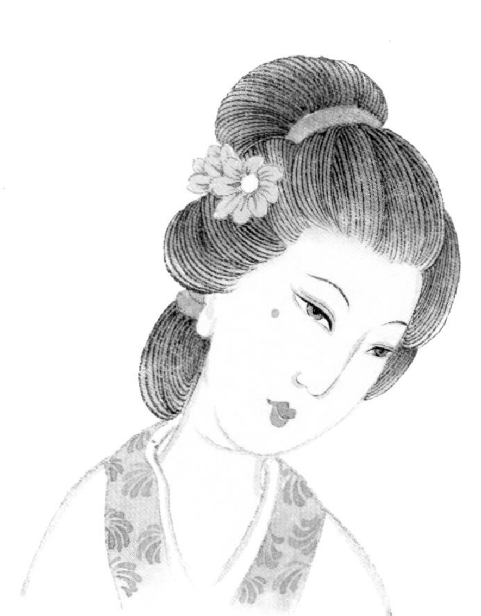

注 原 译

益母草烧灰，一两　肥皂一两　共捣为丸，日洗三次，十日后粉刺自然不生。须忌酒、姜，免再发也。

烧成灰的益母草一两，混合一两肥皂，一同捣烂，搓为药丸。每天三次用来洗脸，十天后粉刺不再出现。必须忌酒类、生姜等，以免复发。

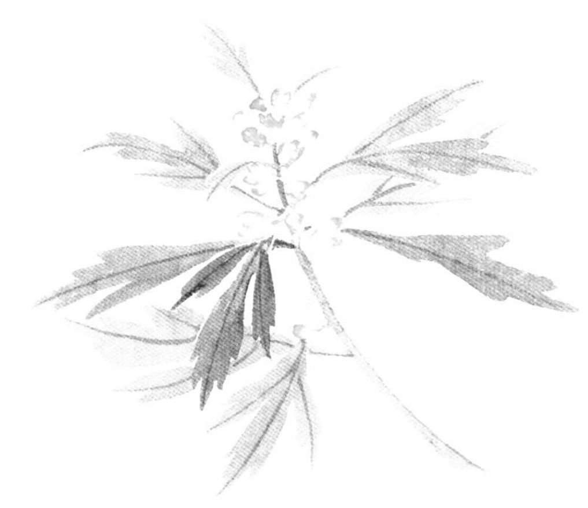

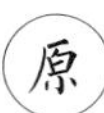

五月五日，收带根天麻白花者、益母紫花者。天麻晒干烧灰，却用商陆根捣自然汁加酸醋作一处，绢绞净，搜天麻作饼，炭火煅过，收之半年方用，入面药尤能润肌。

译

农历五月五日这天，采摘开白花的带根天麻和开紫花的益母草。天麻晒干后烧成灰，将商陆根捣烂的汁水混合酸醋，用细绢包裹绞净，取汁和天麻灰做成饼，用炭火煅烤，封藏半年后再使用，加入面粉后使用，润肌效果特别好。

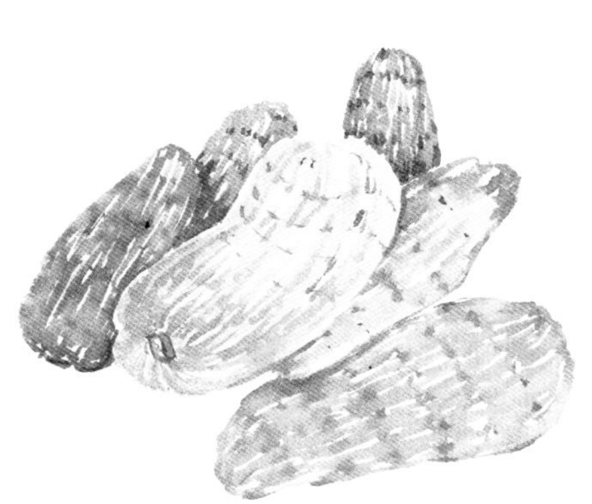

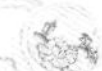

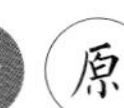

硫黄　白矾　白附子　密陀僧各一钱　白蔹

上，为细末。用猪爪一只，水三杓，熬成稠膏，去渣，以布滤过，入药末。每夜取一指于掌心，呵融搽之，不过六七日见效。

准备硫黄、白矾、白附子、密陀僧各一钱，以及白蔹。

将以上五味药材一同研成细末。取猪脚一只，加三勺水熬成稠膏，以布滤掉膏渣，将稠膏混入药末。每晚取一指的量于掌心，以嘴呵气的温度融化药膏，搽于面部，不出六七日就能见效。

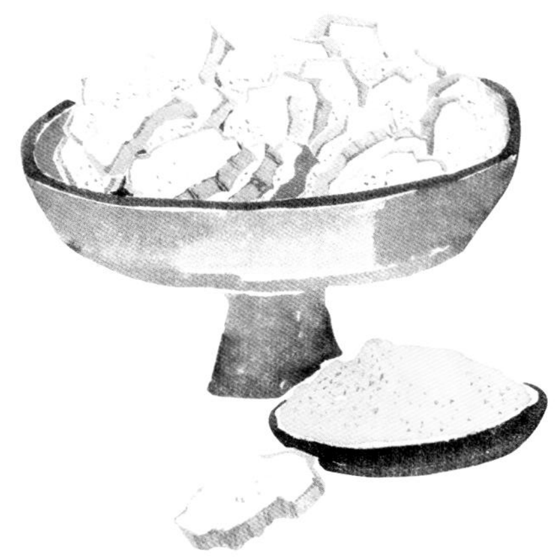

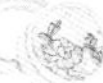

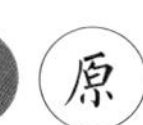

生硫黄五钱 杏仁二钱 轻粉一钱

上，为末，每晚用酒调和，敷搽鼻上，早则洗，数次绝根。

生硫黄五钱，杏仁二钱，轻粉一钱。

将以上药材共同研细，每晚用酒调和，敷于鼻上患处，晨起后清洗干净，使用数次后便能根治。

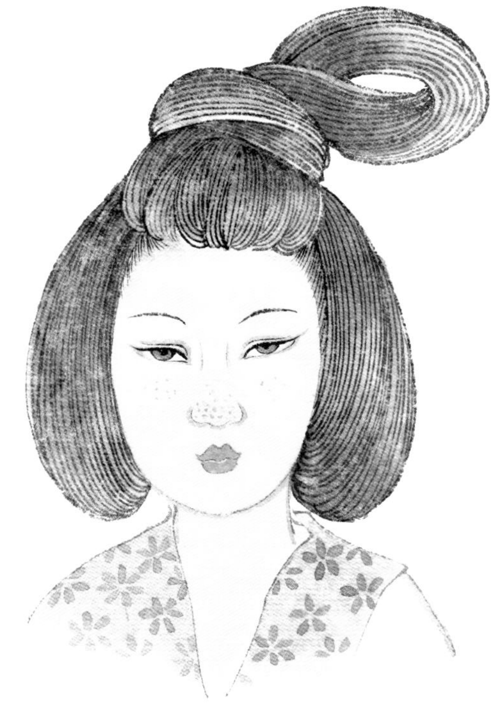

去奋涂面方

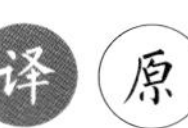

轻粉五分　朝脑五钱　朱砂　川粉　山柰　鹰粪　干胭脂各一钱

以上为细末，唾津涂调搽面。

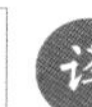

准备轻粉五分，朝脑五钱，朱砂、川粉、山柰、鹰粪、干胭脂各一钱。

将上述药材共同研为细末，以口水调和后擦拭面部。

注

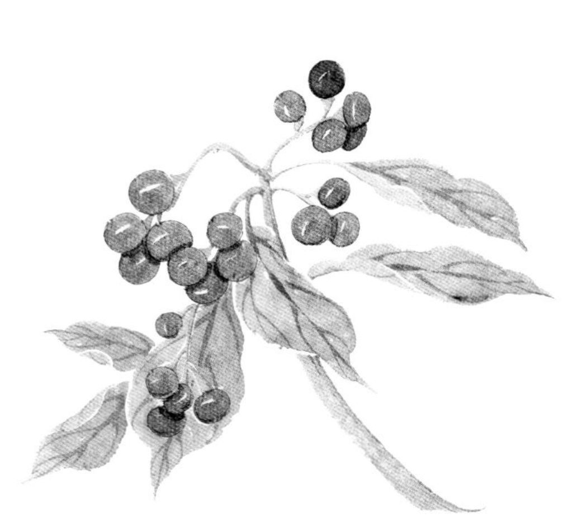

原

桑柴灰　小灰　柳柴灰　陈草灰　石灰

上件，五灰用水煎浓汁，入酽醋点之，凝定不散收贮。

译

准备桑柴灰、小灰、柳柴灰、陈草灰和石灰。

将上述五种灰用水煎成浓汁，沸时点入陈醋，冷却凝固不散后，收藏储存。

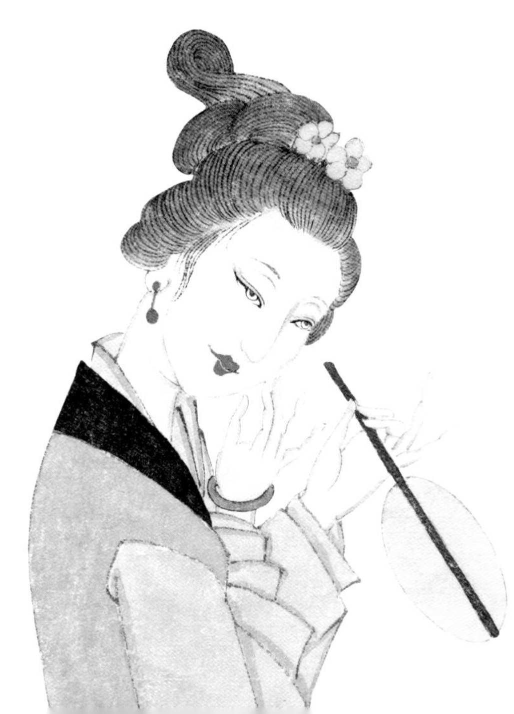

原 译 注

白芷 白牵牛头末 玉女粉 密陀僧 鹰条 白檀 白茯苓 白蔹 白丁香 白及

上，各等分，为细末，鸡清和为丸，阴干，每用唾津调搽面，神效。

准备白芷、白牵牛头末、玉女粉、密陀僧、鹰条、白檀、白茯苓、白蔹、白丁香和白及。

将上述各药材取等量，一同研成细末，以蛋清调匀，制成小丸，阴干保存。每次使用时，用唾液化开调匀搽脸，有神效。

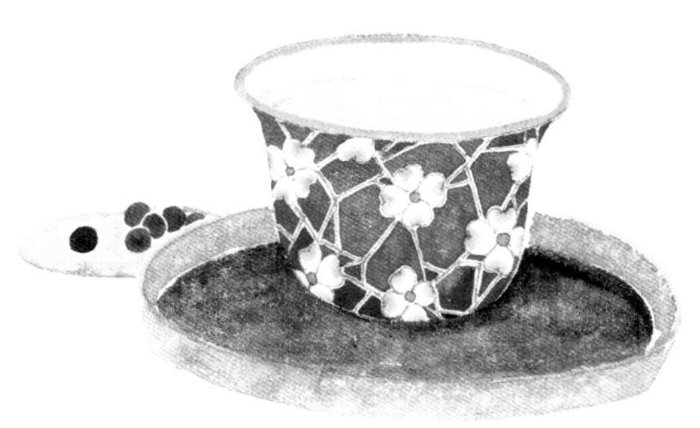

人精二钱 鹰屎白二钱 和匀，加蜜少许，涂上二三日，即光，亦可治瘢。

准备首乌二钱，鹰屎白二钱。将两味药材研细调匀，加少许蜂蜜混合，涂搽患处，二三日便可去除，还能治疗瘢痕。

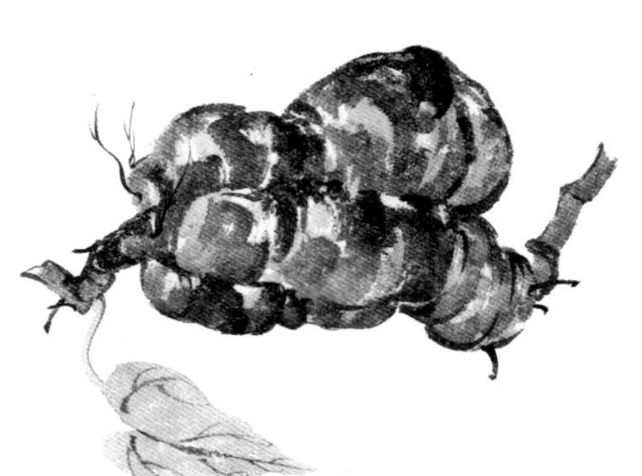

注 原 译

鳗鲡鱼脂火炙出，一两

先拭驳上，刮使燥痛，

后以油涂之，神效。

收集鳗鲡鱼置以火烤后所出的油一两。

先擦拭白驳处，刮除患处至感到燥痛，然后用鱼油涂于患面，神效。

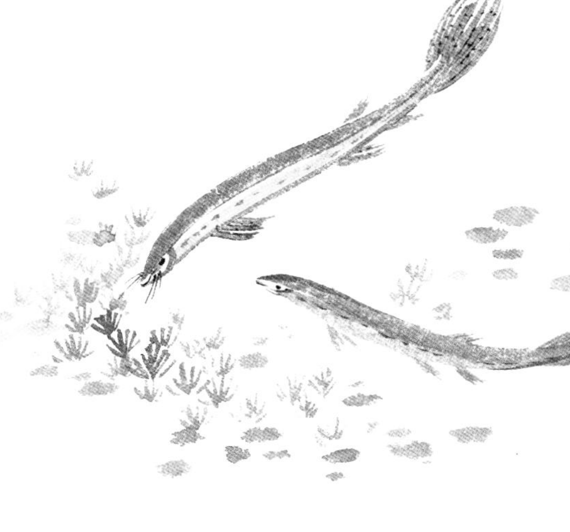

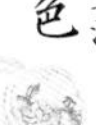

治美人面上皱路方

原

大猪蹄四枝，洗净煮浆如胶，临卧时，用涂面上，早以浆水洗之。半月后，面皮细急如童女。

译

准备大猪蹄四只，洗净。炖煮至汤汁如胶。临睡前将胶汁涂于面上，第二天早晨用浆水清洗。半个月后，皮肤细嫩如女童。

注

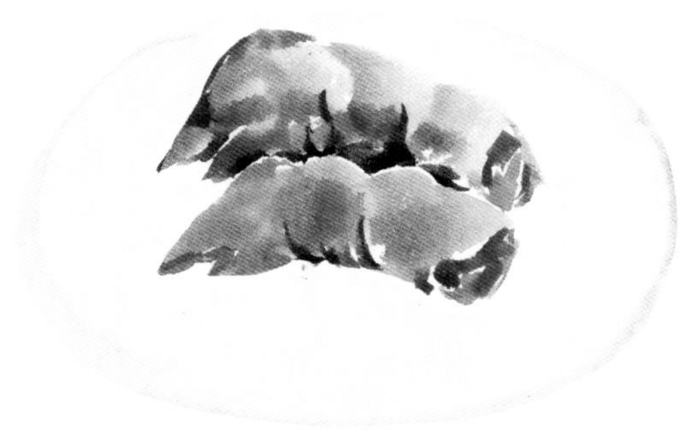

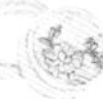

又妙方

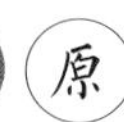

麋角二两

用蜜水细磨如糊，常用涂面，光彩照人可爱。

麋鹿角二两。

将麋鹿角用蜂蜜水研细成糊状，常用来涂抹面部，面容会光彩照人。

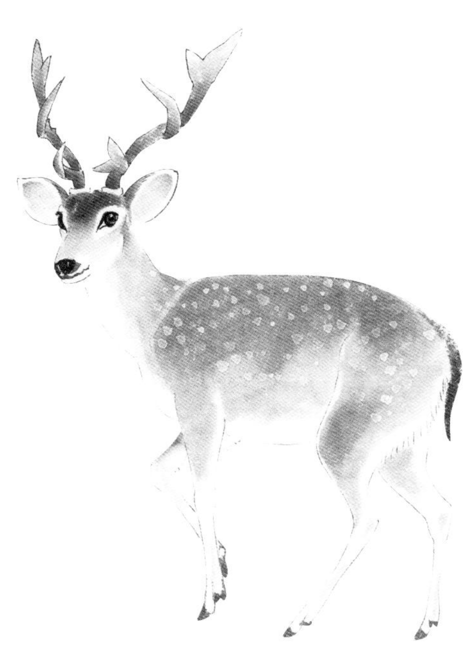

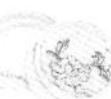

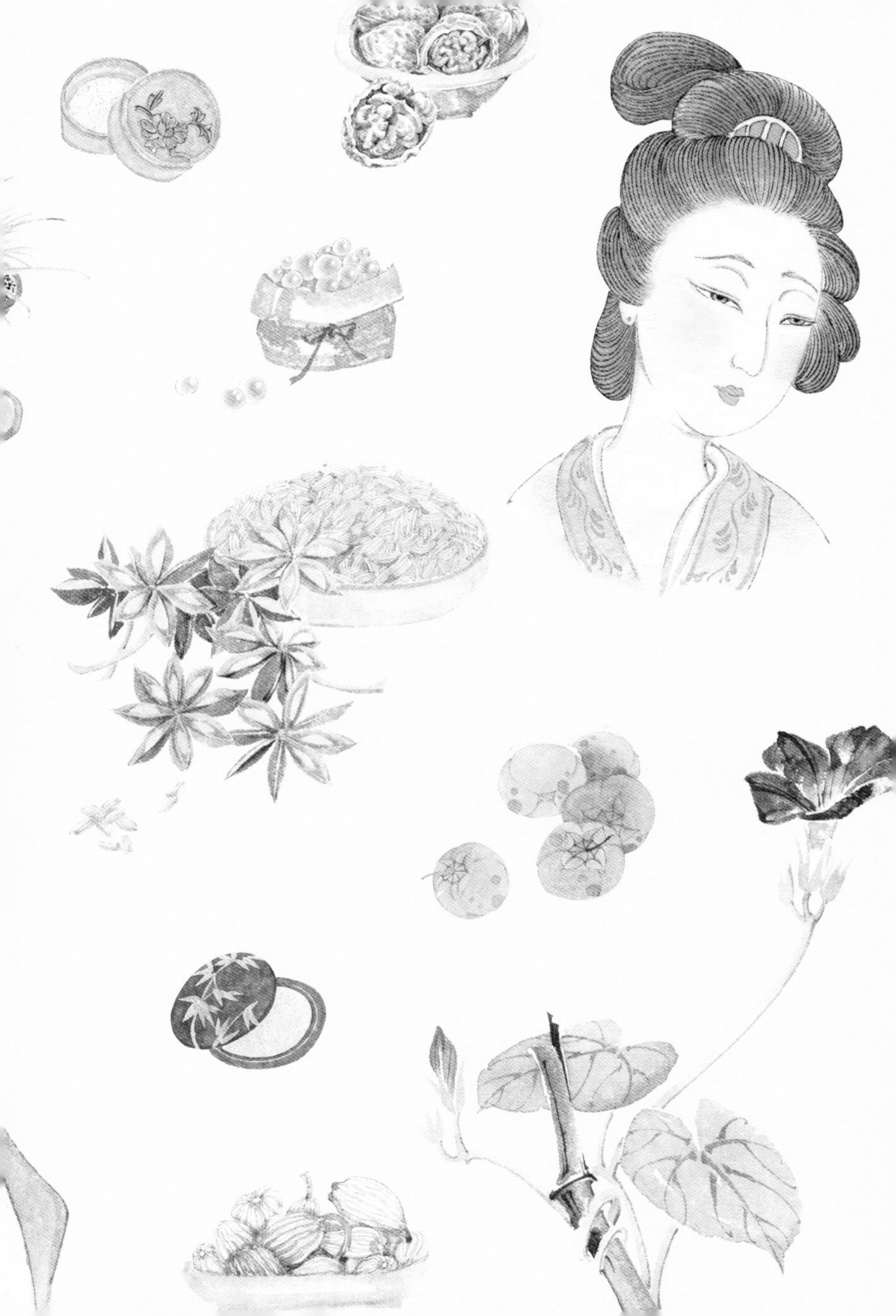

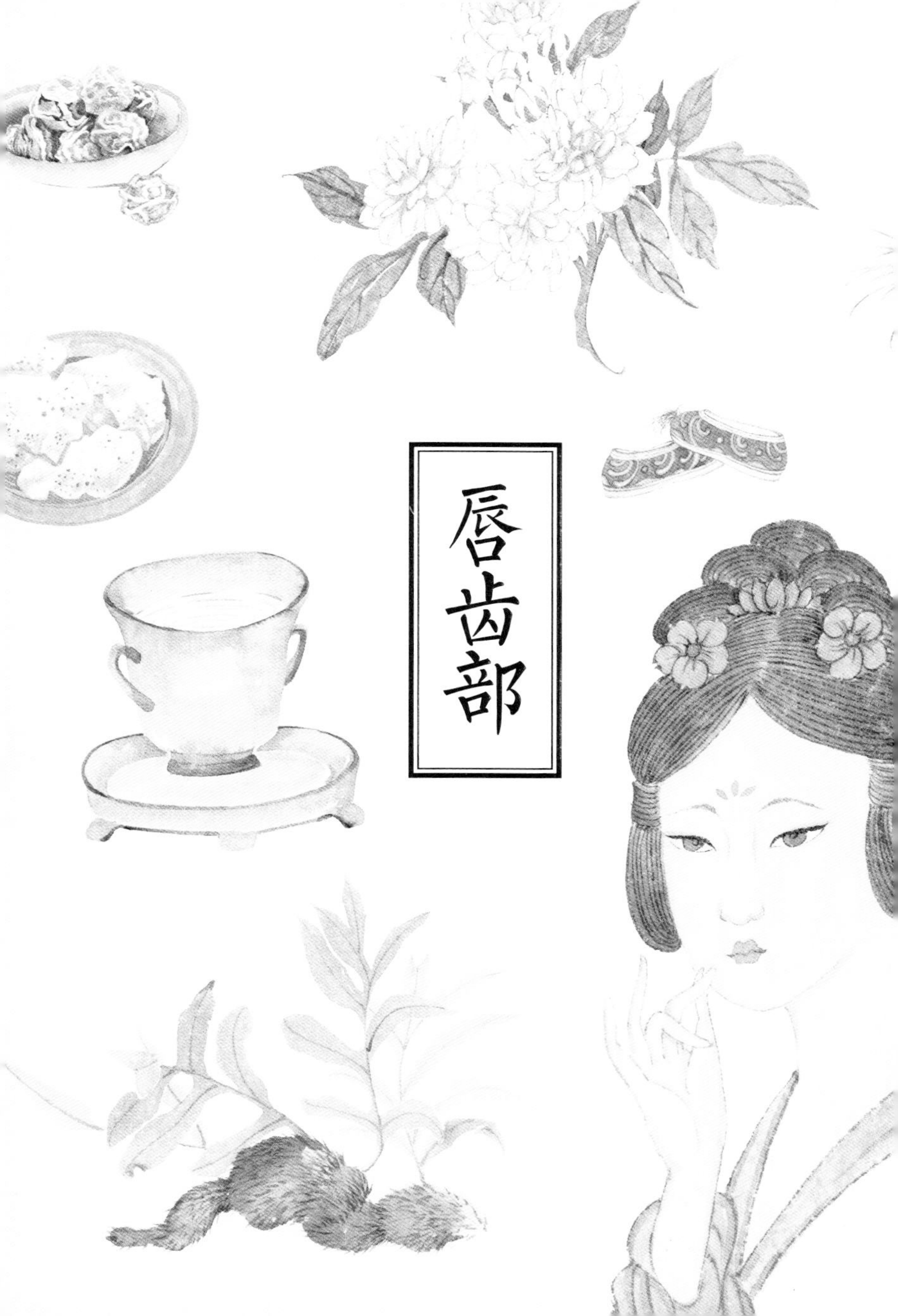
唇齿部

原

用猪脂煎熟，夜敷面卧，远行野宿不损。

译

炼熟猪油，夜晚敷面唇后再睡，即使远行露宿，皮肤也不会有损伤。

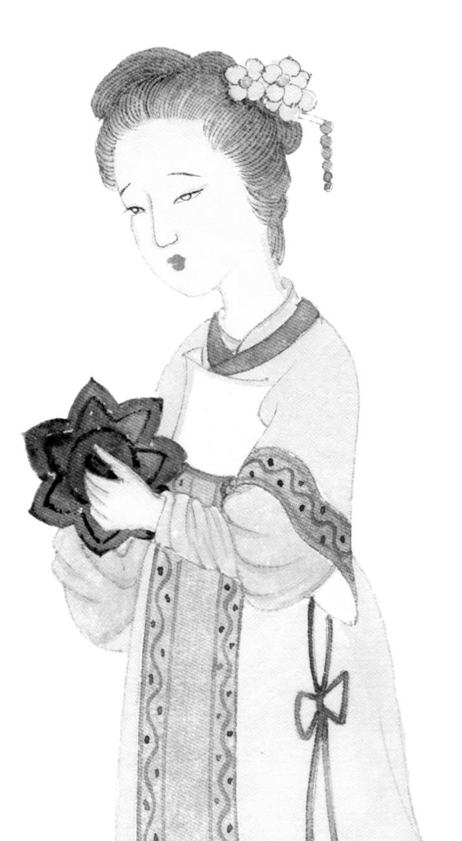

原

用桃仁为细末，猪脂调敷。

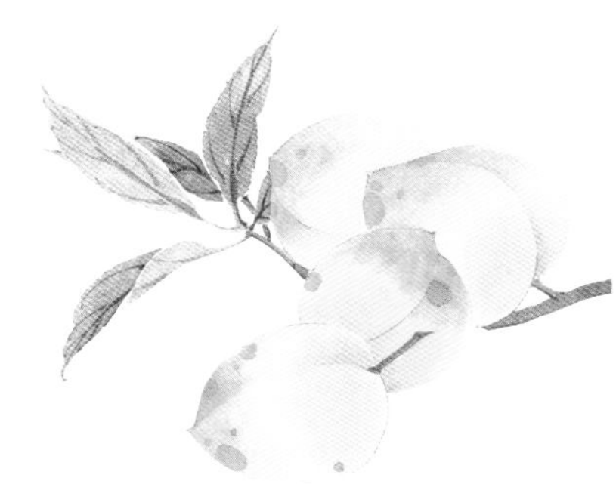

译

把桃仁研成细末，用猪油调匀敷嘴唇。

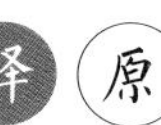

石膏四两　香附一两　白芷　甘松　山柰　藿香　沉香　零陵香　川芎各二钱半　防风五钱　细辛二钱五分

上，为末，每日早晨常用。

准备石膏四两，香附一两，白芷、甘松、山柰、藿香、沉香、零陵香、川芎各二钱半，防风五钱，细辛二钱五分。

将以上药材一同研成细末，每天清洁牙齿时使用。

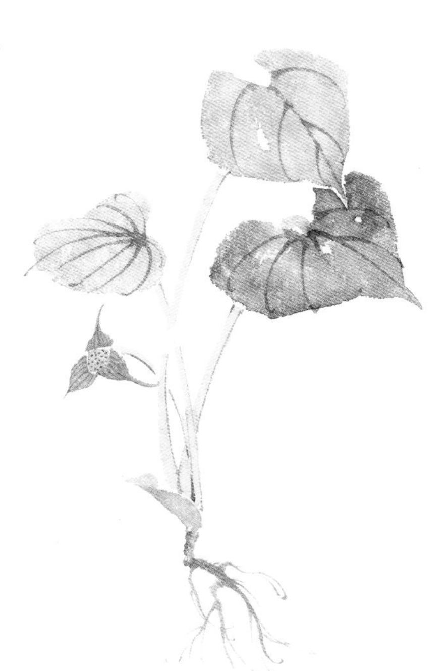

译 原 注

松节烧灰，一两 软石膏一两

研末频擦，一月雪白。须忌甜酒、大蒜、榴、枣、蜜糖。

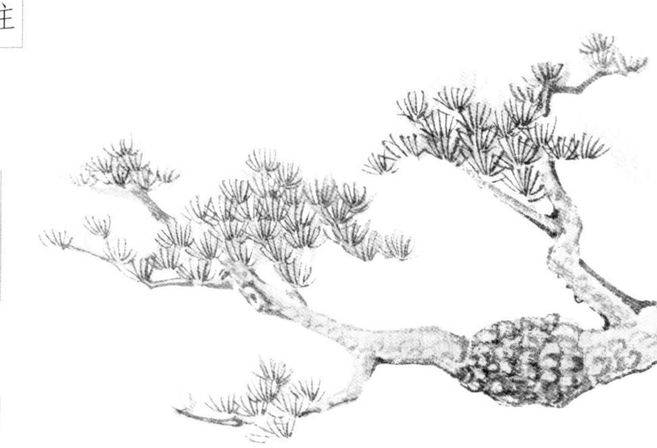

准备一两松节灰，一两软石膏。

将药材研细，常用来擦拭牙齿，一个月后牙齿就会变得雪白。但必须忌甜酒、大蒜、石榴、红枣、蜜糖等食物。

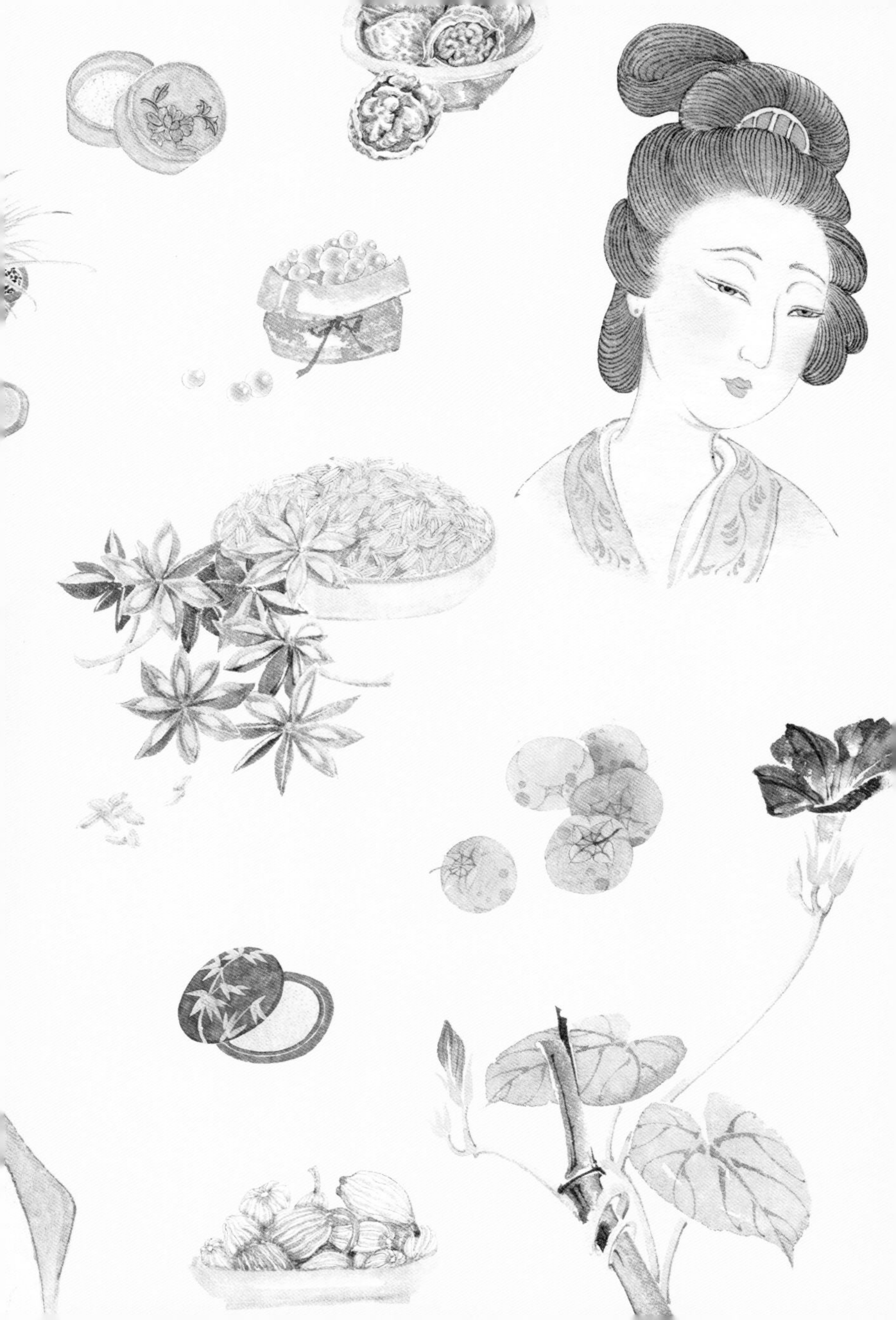

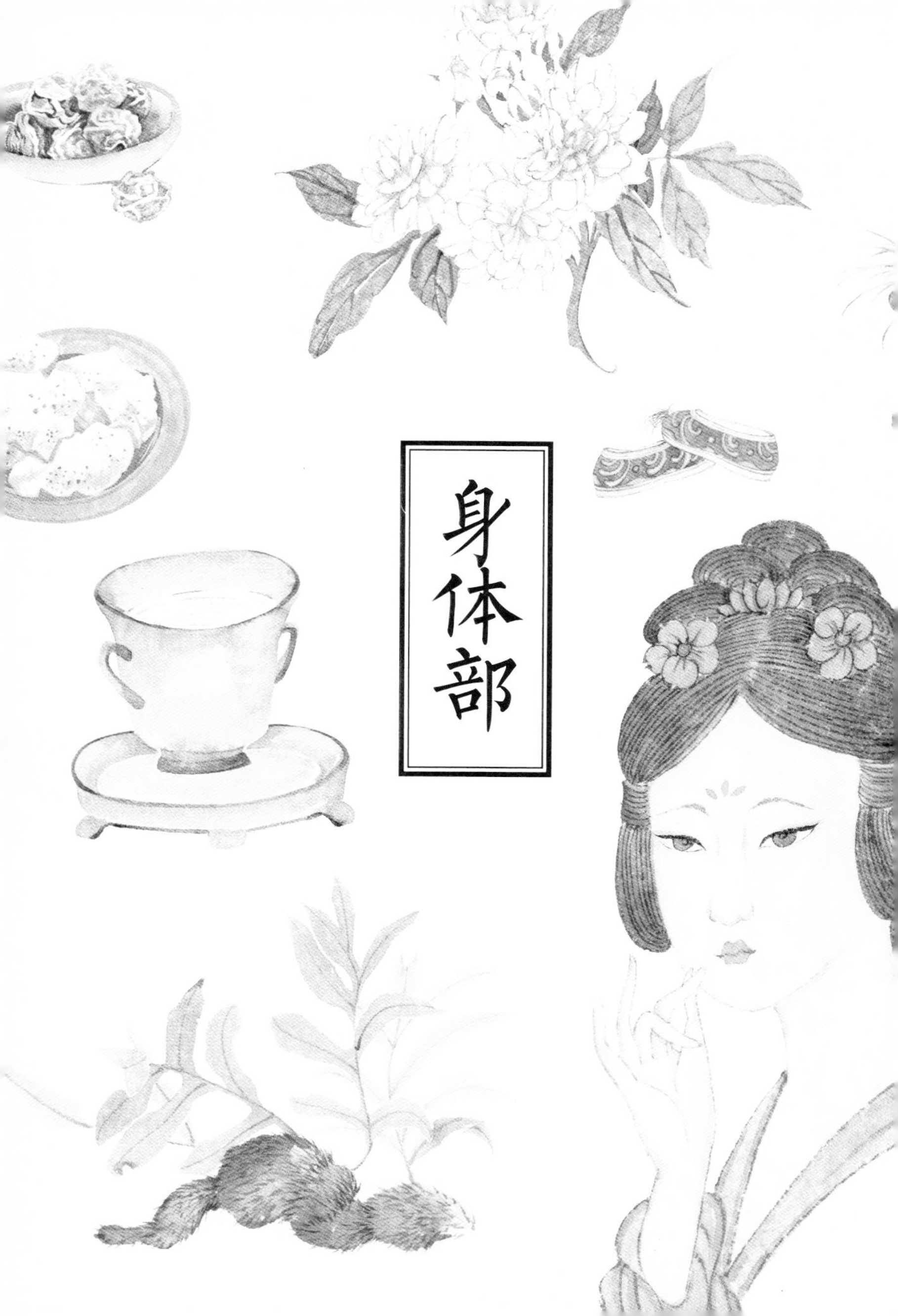

身体部

汉宫香身白玉散

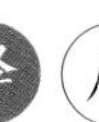

白檀香一两 排草交趾真者，一两

上，为细末，暑月汗出，常用敷身，遍体生香。

译

准备一两白檀香，一两交趾产的排草。

以上两味药材研成细末，夏天出汗时敷在身上，便可遍体生香。

注

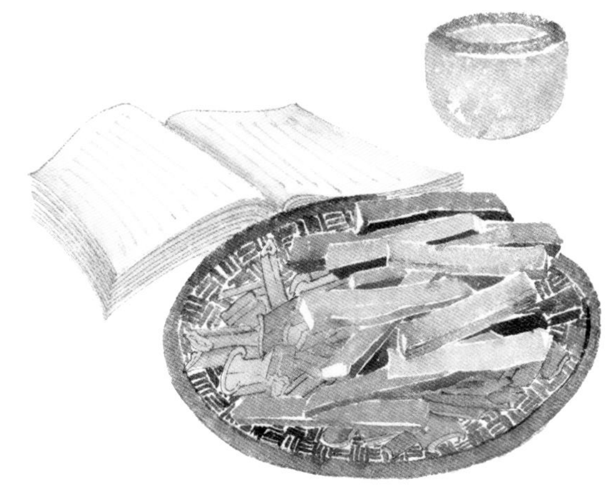

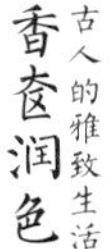
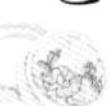

涤垢散

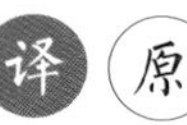

白芷二两　白蔹一两五钱　茅香五钱　山柰一两　甘松一两　白丁香一两　金银茶一两　干菊花一两　辛夷花一两　羌活一两　蔷薇花一两　独活一两五钱　天麻五钱　绿豆粉一升　石碱五钱　马蹄香五钱　樱桃花五钱　雀梅叶五钱　鹰条五钱　麝香五钱　孩儿茶五钱　薄荷叶五钱

上，共为细末，以之擦脸、浴身，去酒刺、粉痣、汗斑、雀斑、热瘰，且香气不散。

白芷二两，白蔹一两五钱，茅香五钱，山柰一两，甘松一两，白丁香一两，金银茶一两，干菊花一两，辛夷花一两，羌活一两，蔷薇花一两，独活一两五钱，天麻五钱，绿豆粉一升，石碱五钱，马蹄香五钱，樱桃花五钱，雀梅叶五钱，鹰条五钱，麝香五钱，孩儿茶五钱，薄荷叶五钱。

以上药物同研成细末，用来擦洗脸部或沐浴身体，可去酒刺、粉痣、汗斑、雀斑、热瘰，且清香怡人，经久不散。

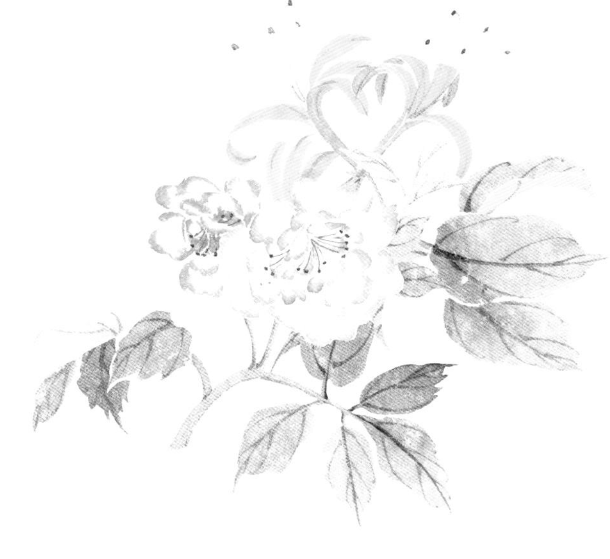

透肌香身五香丸

原

治遍身炽腻，恶气及口齿气。

丁香　木香各一两半　藿香叶三两　零陵香三两　甘松三两　白芷　香附子　当归　桂心　槟榔　麝香半两　益智仁一两　白豆蔻仁二两

上件为细末，炼蜜为剂，杵一千下，丸如梧桐子大。每噙化五丸，当觉口香。五日身香，十日衣香，二十日他人皆闻得香。

译

治遍身炽腻，恶气及口齿气。

准备丁香、木香各一两半，藿香叶三两，零陵香三两，甘松三两，白芷、香附子、当归、桂心、槟榔、麝香各半两，益智仁一两，白豆蔻仁二两。

将全部药材共同研成细末，以白蜜为黏合剂，杵一千下，做成梧桐子大小的药丸。每次含化五丸，顿时便觉口内香气四溢，五天后体香阵阵，十天后衣染清香，二十日旁人都能闻得芳香。

注

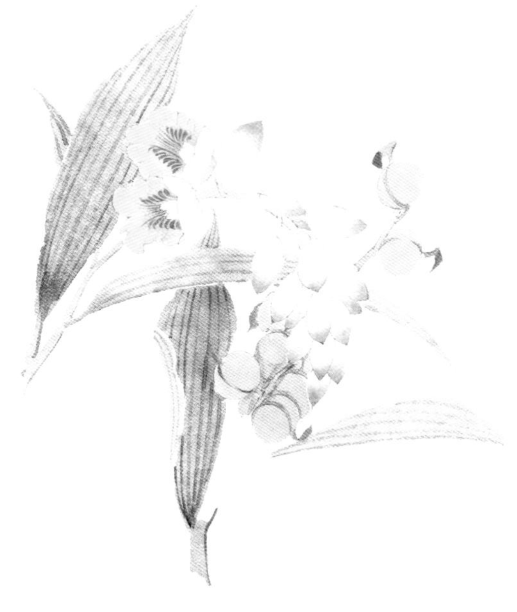

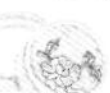

利汗红粉方

注 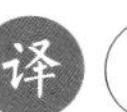 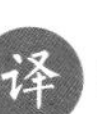 原

滑石一斤，极白无石者佳，研细用水飞过，每一斤配后药 心红三钱 轻粉五钱 麝香少许

上件研极细用之。其粉如肉色为度，涂身体利汗。

准备一斤极白无杂质的滑石，研细用水飞法筛选过，每一斤配后药。后药配方：心红三钱，轻粉五钱，麝香少许。

将上述各药研成极细粉末后使用。研磨后呈肉粉色的药粉为好，外涂于身上利汗。

注 原 译

丁香一两上，为细末，以川椒六十粒擘碎和之，以绢袋盛佩之，绝无汗气。

将一两丁香研为细末，把六十粒川椒擘碎后与丁香粉混匀，装入绢袋随身佩戴，身上便无汗味。

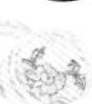

洗澡方

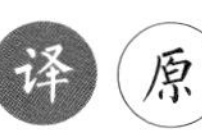

干荷叶二斤　藁本一斤　零香草一斤　茅香一斤　藿香一斤　威灵仙一斤　甘松半斤　白芷半斤

上，锉粗末，每用三两或五两，以苎布袋盛，悬锅内煮数沸，用水一桶，避风处浴洗，能凉皮、香皮、住痒。

准备干荷叶两斤，藁本一斤，零香草一斤，茅香一斤，藿香一斤，威灵仙一斤，甘松半斤，白芷半斤。

上述药材，锉碎为粗末，每次用三到五两装入苎麻布袋中，在锅内煮沸数次，药液加入一桶水中，在避风处沐浴，可以使皮肤凉爽、散发香气，止痒。

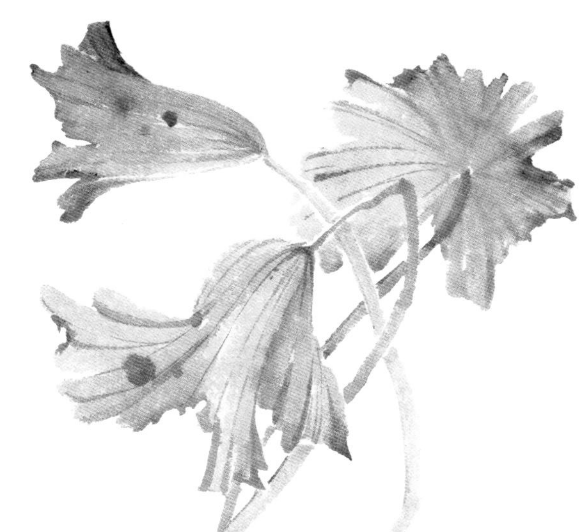

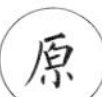

原

煮芋汁洗，忌见风半日。

译

煮芋汁用于沐浴，半天内避免吹风。

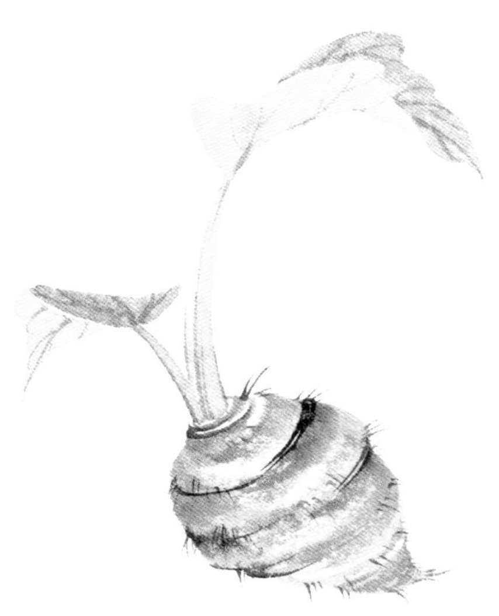

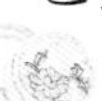

治女人狐臭方

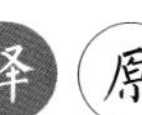
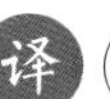
注

乌贼鱼骨三钱　枯矾三钱　蜜陀僧三钱

上，为末，先用清茶洗胁下，后以此末擦之，屡验。

乌贼鱼骨三钱，枯矾三钱，蜜陀僧三钱。

将以上药材共同研为细末，先用清茶水清洗腋下，然后用药粉搽腋下，该方被多次验证有效果。

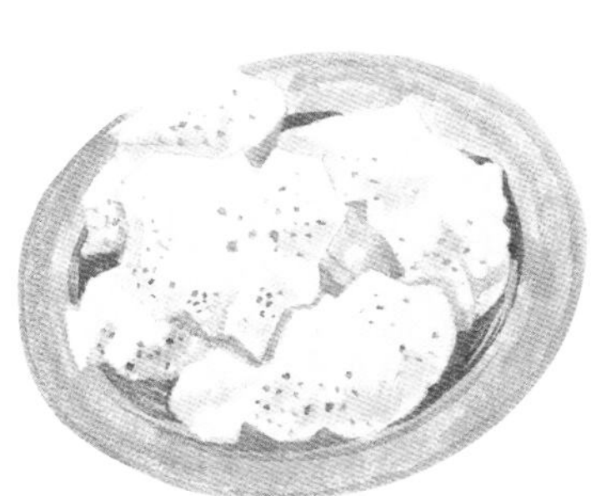

原

以白灰用隔一二年陈米醋和，敷腋下。

译

将白灰与陈放了一二年的陈米醋调和，敷于腋下。

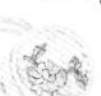

又方

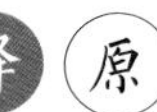

用蜜陀僧入白矾少许为细末，以生姜自然汁调，搽腋下，悉更去旧所服衣，七日后，以生姜汁水调方寸匕食之。

在蜜陀僧内加入少许白矾，共同研细，用生姜汁与药粉调匀，涂搽腋下，并全部换掉之前所穿衣服。七天后，以生姜汁调一小匕药粉内服。

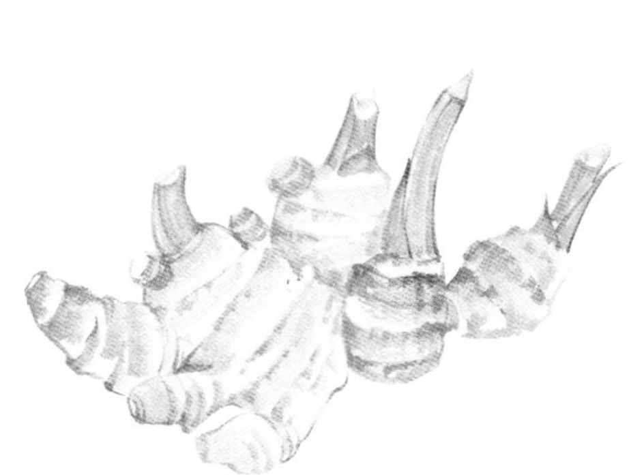

治女人下部湿癣神方

注 原 译

芙蓉叶不拘多少阴干

研绝细末，先洗癣净，略用沥油涂之，后糁药末于上，二三次即结靥，妙不可言。

阴干的芙蓉叶不限数量。

芙蓉叶研成极细的粉末，先将患癣处清洗净，在患处涂一些竹沥油，再涂抹药粉，二三次后即能结痂痊愈，效果奇妙。

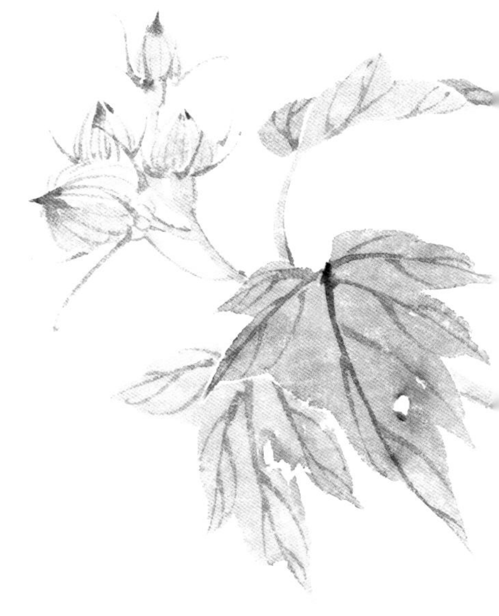

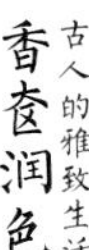

治白癜风方

原

生姜蘸硫黄于上，搽之即愈。

译

用生姜蘸取硫黄粉，干搽患处，便可痊愈。

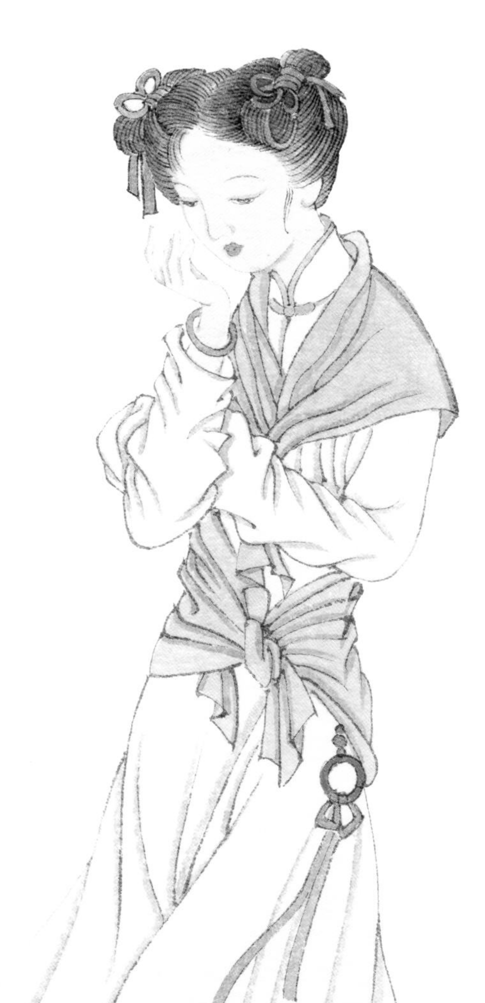

注 原 译

硫黄醋煮一日，一两海螵蛸上，为末，浴后以生姜蘸药擦患处，须谨风少时，数度断根。

取一两硫黄与醋煮一日，添加海螵蛸。将两味药材研成细末，沐浴后用生姜蘸取药粉涂搽患处，注意避免受风，使用数次后就能断病根。

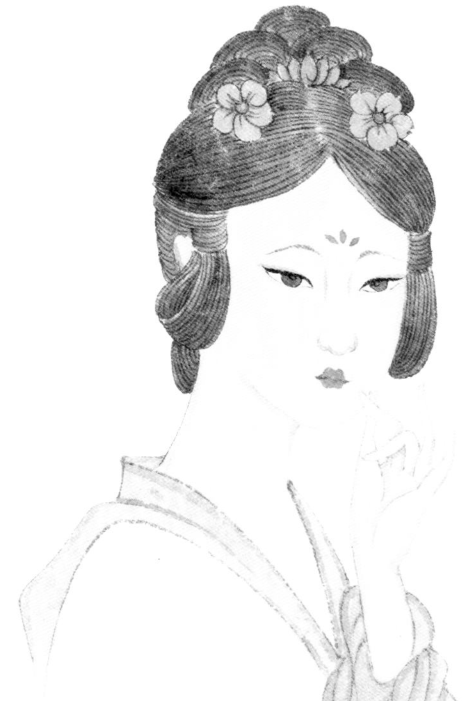

原

不问远年近日，酸枣烧灰存性，温酒送下，在上食前服，在下食后服，觉额痒即从原入处出。

译

无论是新还是老，把酸枣烧成灰，用温酒送服，分别在餐前餐后空腹服用，感觉额头痒时，针就会从扎入处排出。

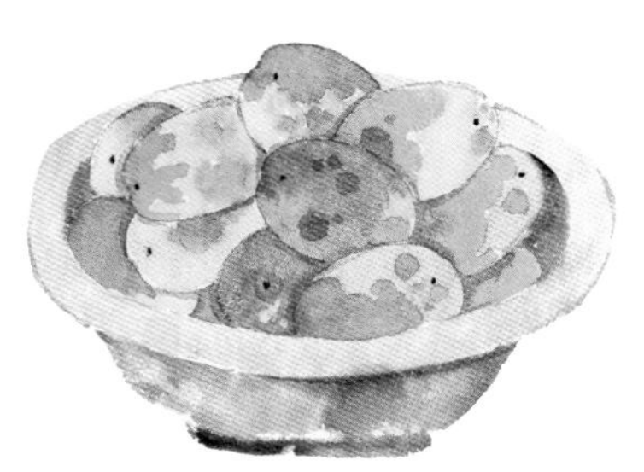

零陵香　茅香各三两　山柰子半两　木香一钱　大黄　甘松　白芷　牡丹皮　丁香四十九粒　松子　樟脑一钱五分

上，锉碎用之。

准备零陵香、茅香各三两，山柰子半两，木香一钱，大黄、甘松、白芷、牡丹皮，丁香四十九粒，松子和一钱五分樟脑。

将以上药材剉碎后用之。

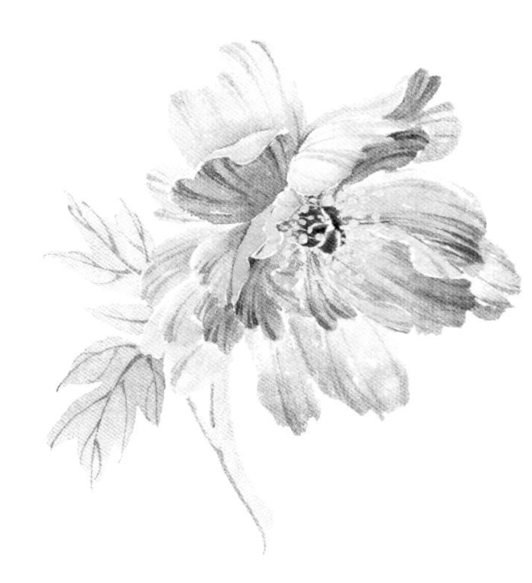

又方

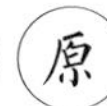

甘松　山柰　细辛　辛夷　小茴　大茴　藁本　官桂　白芷梢　细豆　茅香　丁香　木香　樟脑　檀香　麝香　大黄　羌活　藿香叶

上件为细末后入脑、麝佩带，妙。

准备甘松、山柰、细辛、辛夷、小茴香、大茴香、藁本、官桂、白芷梢、细豆、茅香、丁香、木香、樟脑、檀香、麝香、大黄、羌活、藿香叶。

以上药材研成细末后加入冰片、麝香，制成香囊佩戴，效果很妙。

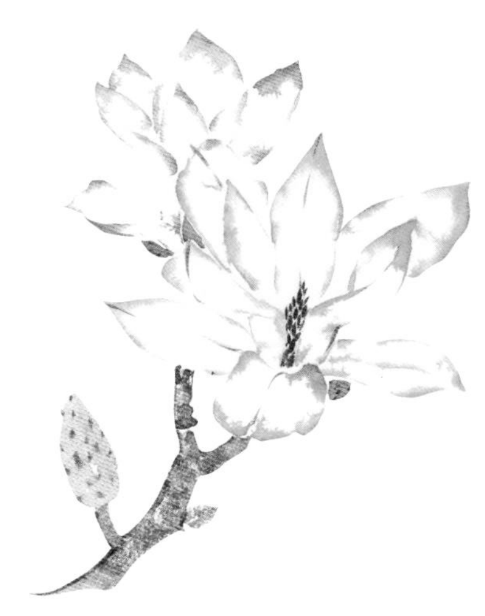

译 原 注

茅香四两 零陵香二两 甘松一两 山柰三钱 木香七钱 檀香五钱 牡丹皮 藁本五钱 白芷 千金草 台芎 独活各二两 辛夷三两 大黄一两 丁皮五钱 官桂五钱

上，为细末，连包裹用之。

准备茅香四两，零陵香二两，甘松一两，山柰三钱，木香七钱，檀香五钱，牡丹皮、藁本五钱，白芷、千金草、台芎、独活各二两，辛夷三两，大黄一两，丁皮五钱，官桂五钱。

将以上药材研成细末，制成香囊佩戴。

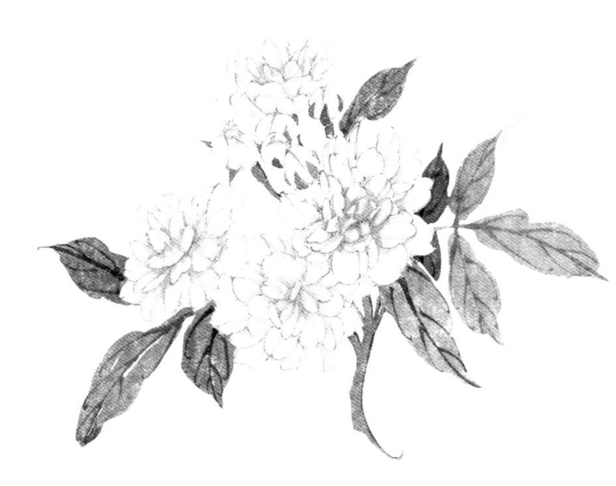

梅花衣香

原

零陵香　甘松　白檀　茴香微炒各半两　丁香五钱　木香一钱　脑、麝各少许

上，依常法用之。

译

准备零陵香、甘松、白檀、茴香微炒各半两，丁香五钱，木香一钱，冰片、麝香各少许。

将上述药物研成细末，依平常用法，制成香囊佩戴。

注

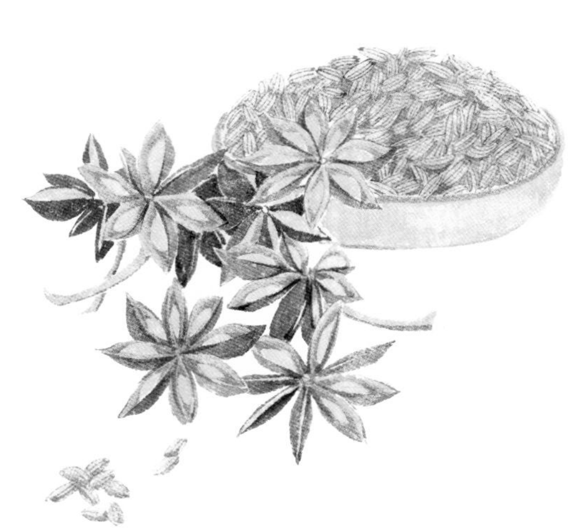

译 原 

丁香　笺香　沉香　檀香　麝各一两　甲香三两

上，为末，炼蜜湿拌入窨一月。

准备丁香，笺香、沉香、檀香、麝香各一两，甲香三两。将以上药材研成细末，加入蜜炼为膏，窨藏一个月后再使用。

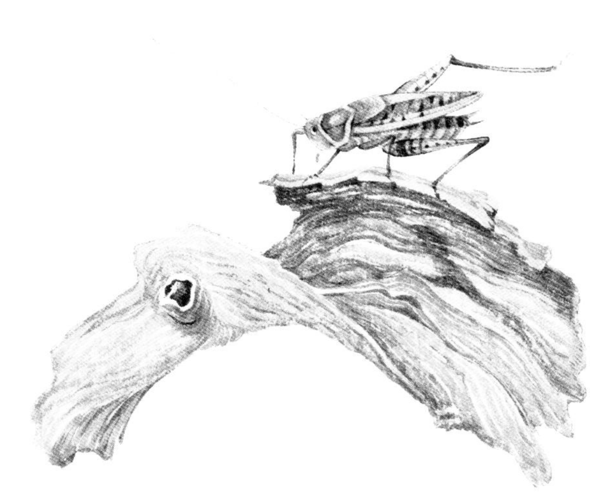

又方

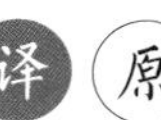
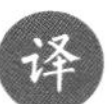
注

玄参半斤，水煮再用，炒干 甘松四两，净 白檀二钱，炒 麝香 乳香各二分半，研入

上，为末，炼蜜丸如弹子大。若用熏衣，先以汤一桶置薰笼下，以衣覆上，令润了，却便将香自下烧则衣气入也。

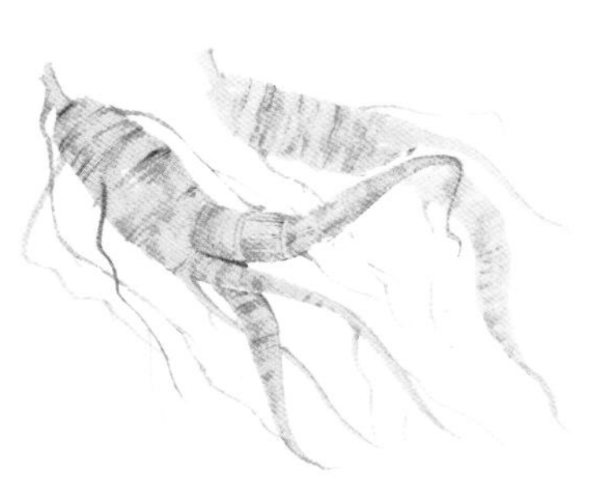

准备玄参半斤，水煮再用，炒干；甘松四两，白檀二钱，麝香、乳香各二分半，研细后加入。

将以上药材研细，加蜜炼成弹子大小的药丸。若是用于熏蒸衣物，先将一桶热水置于薰笼之下，衣物覆盖在薰笼上，等衣物润湿后，再在薰笼之下燃烧香熏蒸，香气便能熏入衣物内。

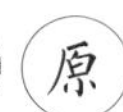

藿苓松芷木茴丁，茅赖樟黄和桂心，檀麝桂皮加减用，酒喷日晒绛囊盛。

上，制法：苓苓香以苏合油揉，调匀，松茅酒洗，三赖米泔浸，大黄蜜同蒸，麝香逐裹表入。若熏衣加僵蚕，常带加白梅肉。

藿苓松芷木茴丁，茅赖樟黄和桂心，檀麝桂皮加减用，酒喷日晒绛囊盛。

准备上述药材后，按以下方法制作：零陵香用苏合香油揉搓调匀，松茅用酒洗净，接着用淘米水浸泡，大黄、蜜与之同蒸，再加入麝香。如果用于熏衣物则加一味僵蚕，如果制成香囊佩戴则再加一味白梅肉。

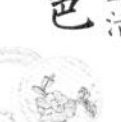

熏衣除虱

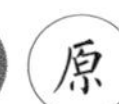

用百部、秦艽捣为末，依焚香样，以竹笼覆盖放之。

把百部、秦艽捣碎成末，依照焚香熏衣的方法，把衣物覆盖在竹笼上面熏蒸。

注  译

牡丹皮一两 甘松一钱

上，捣为末，每洗衣最后泽水入一钱。

准备牡丹皮一两，甘松一钱。将药材研捣成细末，每次洗衣漂洗最后一道水时加入一钱即可。

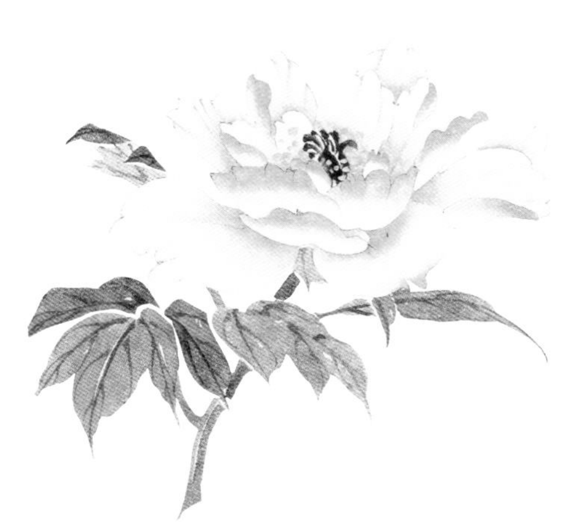

敷衣香粉

原 译 注

青木香　麻黄根　英粉　甘松　附子炮　零陵香　藿香各等分

上，为末，浴罢以生绢袋盛，遍身扑之。

青木香、麻黄根、英粉、甘松、烧制后的附子、零陵香、藿香各等分。

将以上药材研细，沐浴后用生绢缝制的袋子盛装药末，以扑粉的方式将药粉扑遍全身。

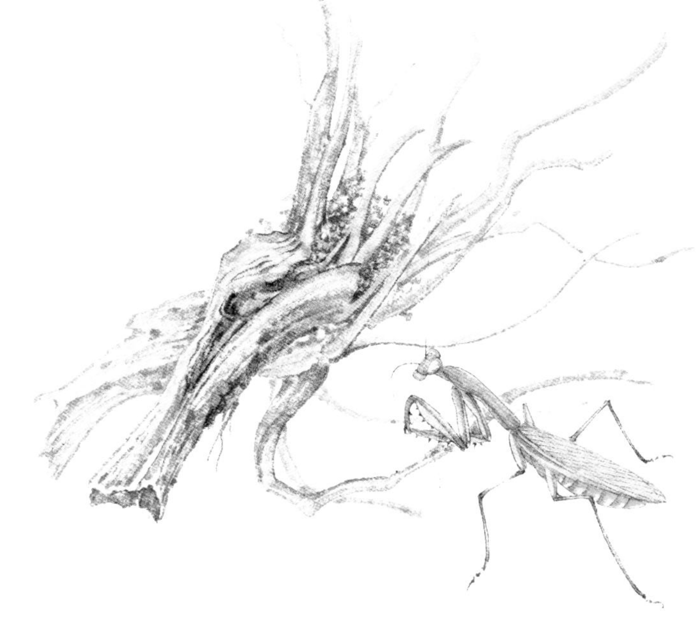

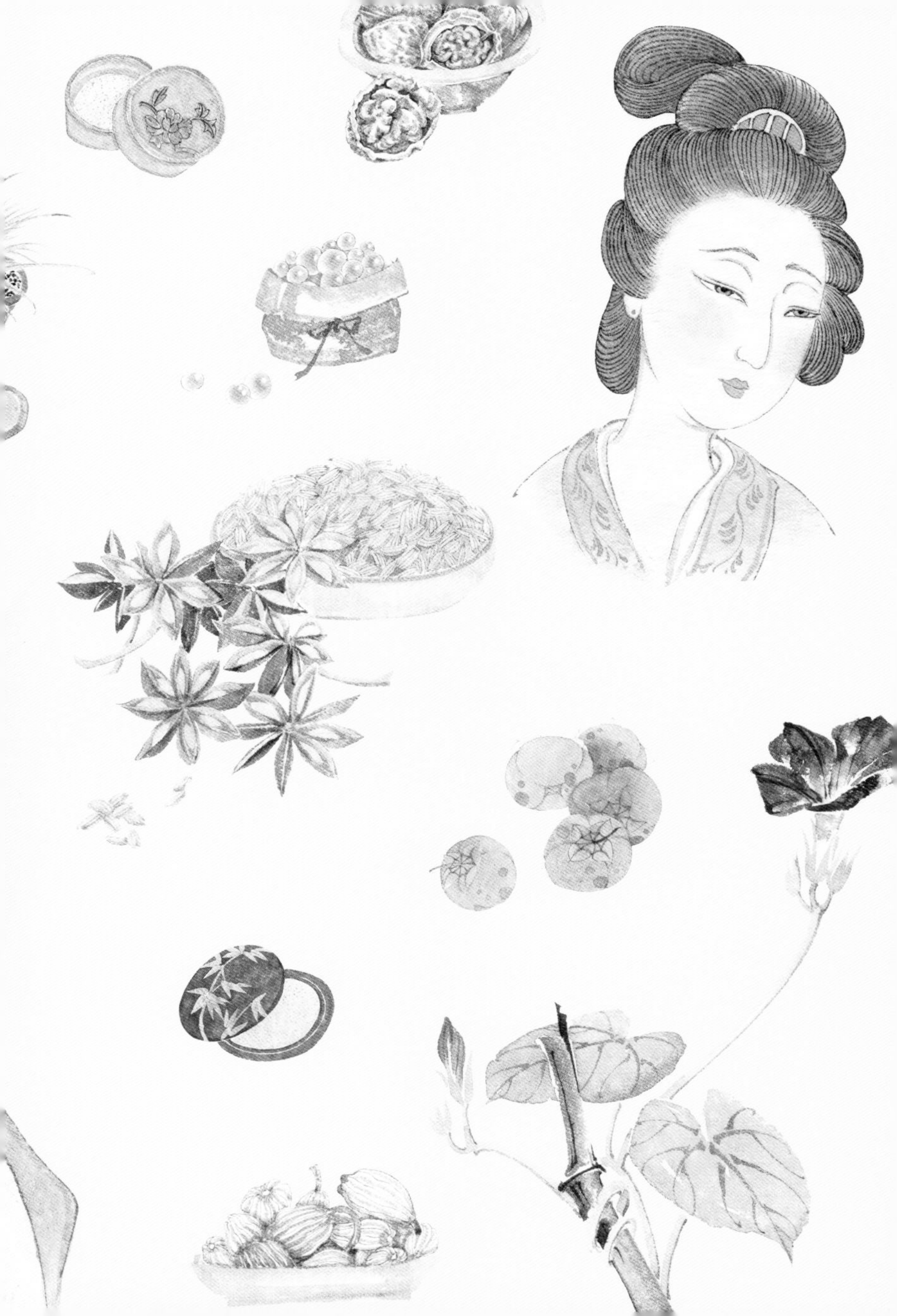

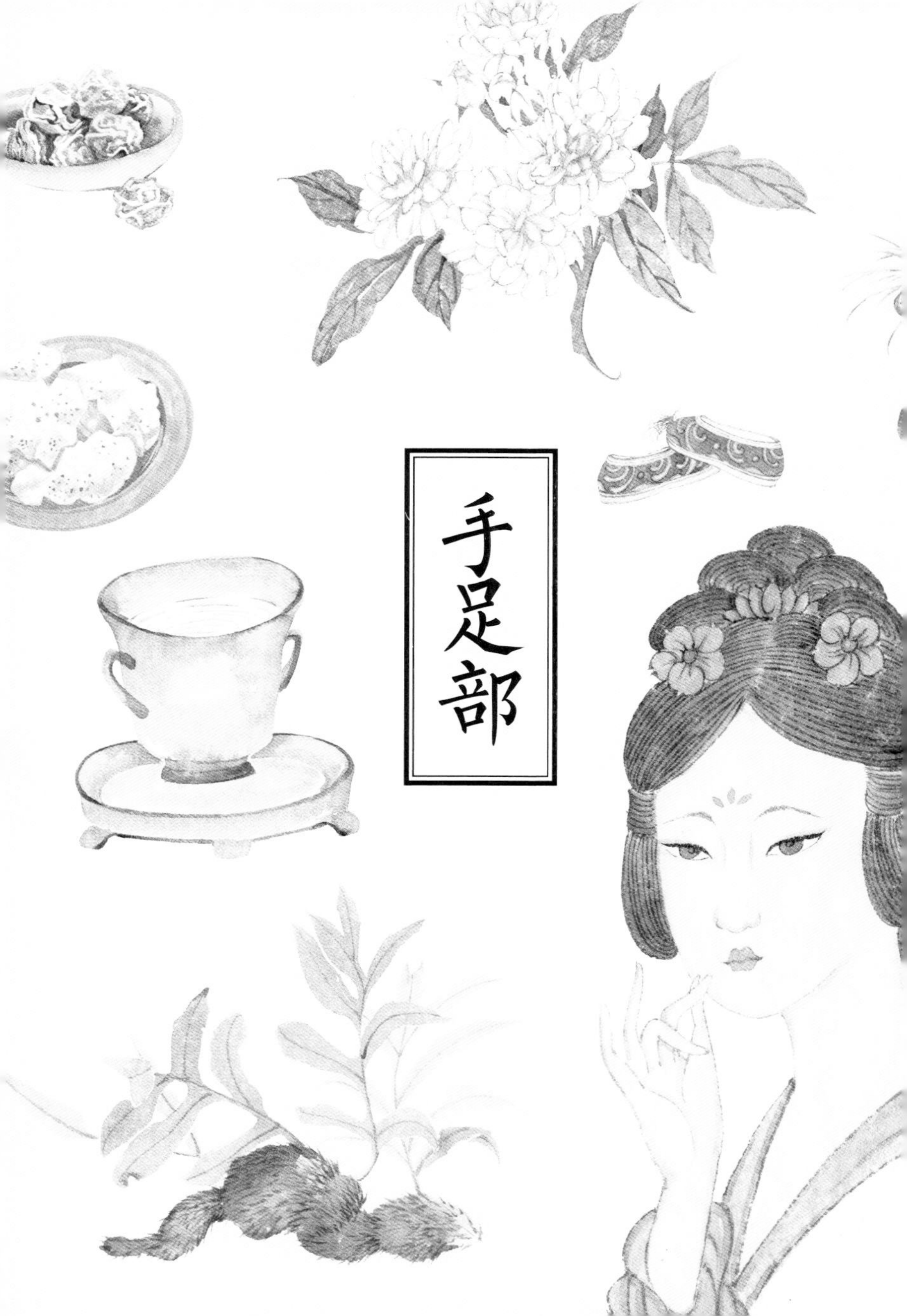

手足部

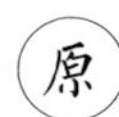

以马牙硝为末，唾调涂手及面上。

将马牙硝成细末，唾液调和，涂抹在手及面部。

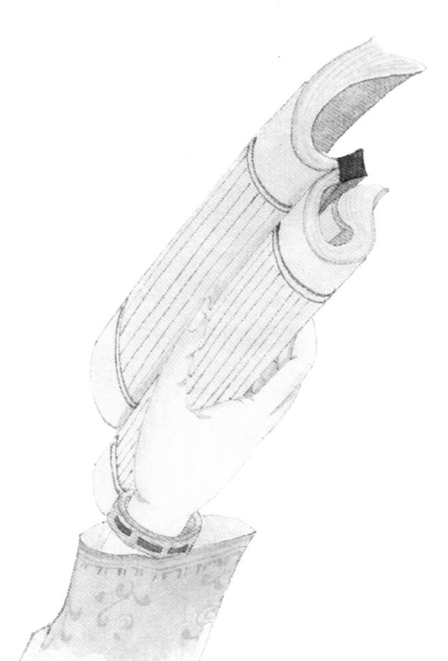

女人冬月手指冻裂方

译 原 

白及不拘多少上，为细末，调涂裂处妙。

准备白及不拘多少。把白及研成细末，调水后涂于手指冻裂处，效果奇妙。

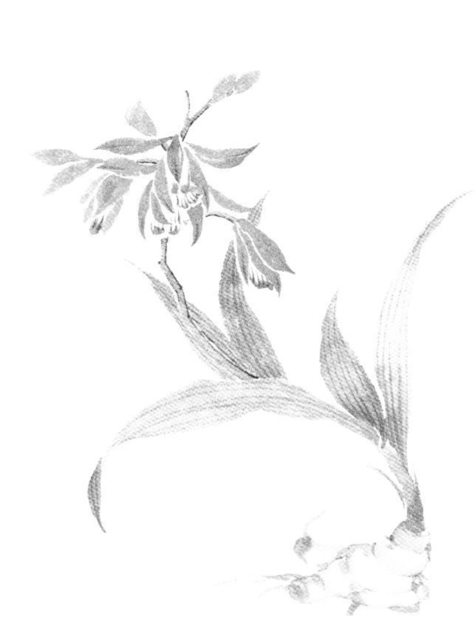

又方

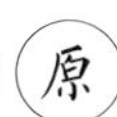

羊、猪髓、脑涂，亦妙。

译

将羊或猪的脑、髓涂在手指冻裂处，效果也很好。

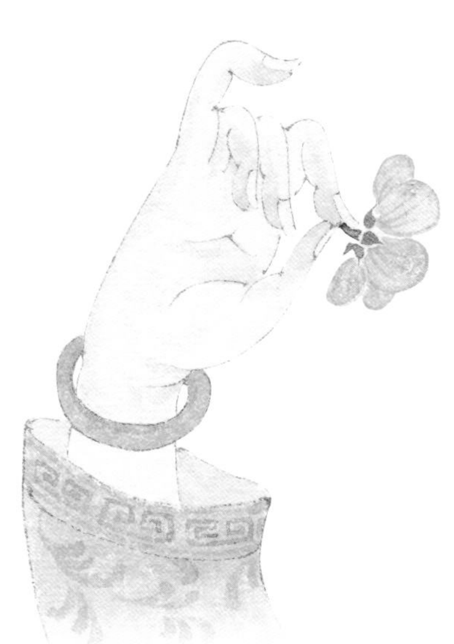

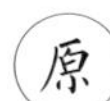

大黄水磨敷上，亦妙。

译

将大黄研磨，以水调匀，涂在手指冻裂处，效果很好。

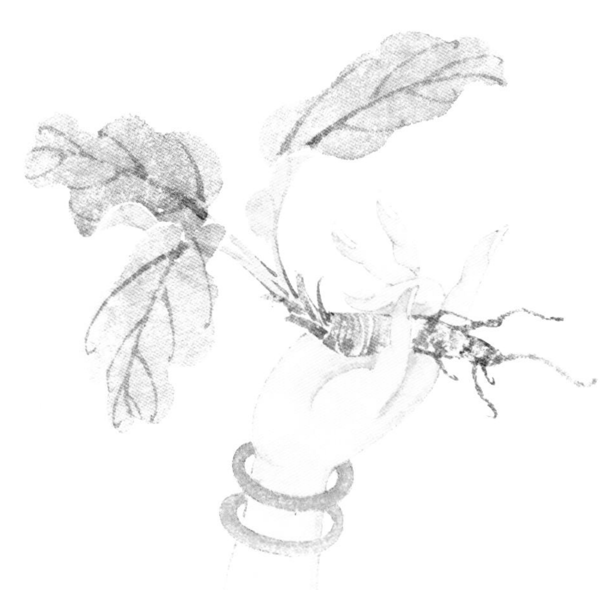

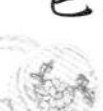

原

又腊后买猪胰脂愈多愈佳，剁极细烂，入花腻拌之；再剁，搓如大弹子，压扁，悬挂当道通风处待干。每用少许如肥皂用。

译

腊月后购买猪的胰脏脂肪，越多越好，剁成细烂泥状，将鲜花研成细腻浆汁后加入拌匀；继续剁细，搓成弹子大小的丸子，压扁后悬挂在当道通风处干燥。每次用少量，像使用肥皂一样使用。

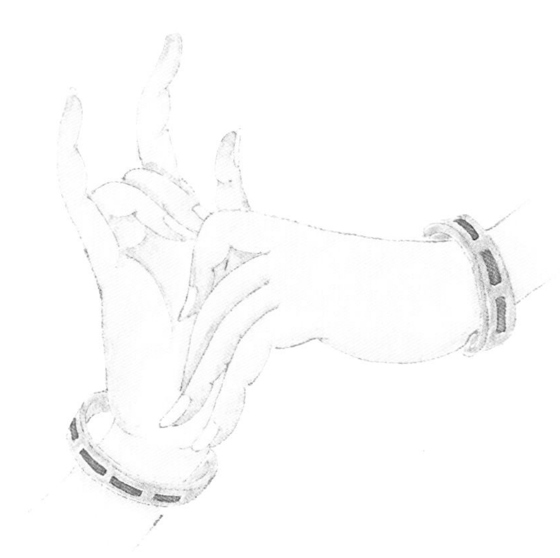

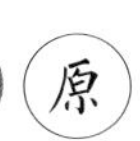

洗面能治靥点风刺，常用令颜色光泽。

甘松　藁本　细辛　茅香　藿香叶　香附子　山柰　零陵香　川芎　明胶　白芷各半两　楮实子一两　龙脑三钱另研　肥皂不蛀者，去皮，半斤　白蔹　白丁香　白及各一两　瓜蒌根　牵牛各二两　绿豆一升，酒浸为粉

上件，先将绿豆并糯米研为粉，合和入朝脑为制。

洗面能治靥点风刺，常用令颜色光泽。

准备甘松、藁本、细辛、茅香、藿香叶、香附子、山柰、零陵香、川芎、明胶、白芷各半两，楮实子一两，龙脑三钱另研，没有虫蛀且去皮的肥皂半斤，白蔹、白丁香、白及各一两，瓜蒌根、牵牛各二两，绿豆一升，用酒浸泡。

先将绿豆与糯米一同研成细粉，再将全部药材与樟脑研细混制。

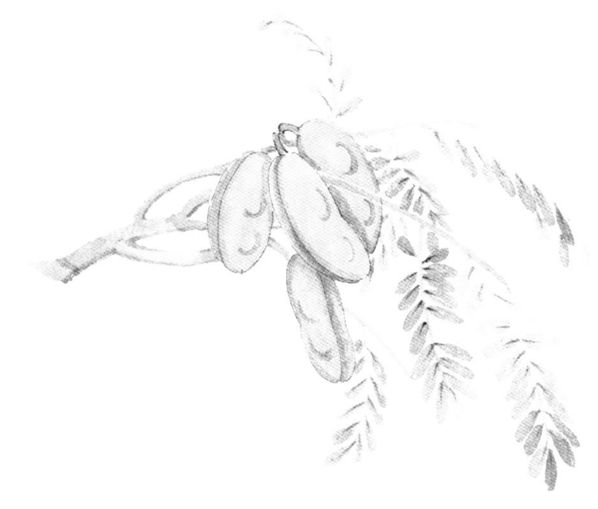

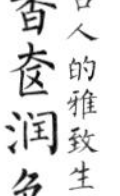

金莲生香散

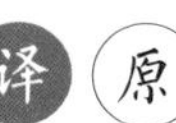

黄丹一两　甘松五钱　枯矾一钱

共为细末，五六日一洗，敷足指内，转移为香，绝妙。黄丹一味亦妙。

准备黄丹一两，甘松五钱，枯矾一钱。将以上药材混合研细，五到六天洗脚一次，之后将药粉敷在脚趾内，便可去臭增香，效果绝妙。只用黄丹效果也很好。

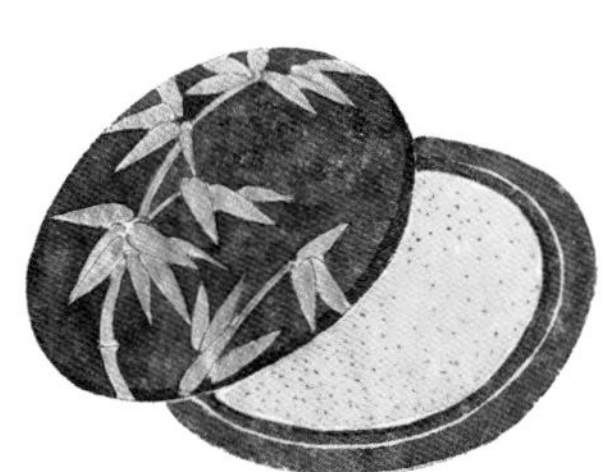

原

荸荠
上，捣烂敷患处，以绢缚上。

译

将荸荠捣烂后敷鸡眼处，并用绢缚上。

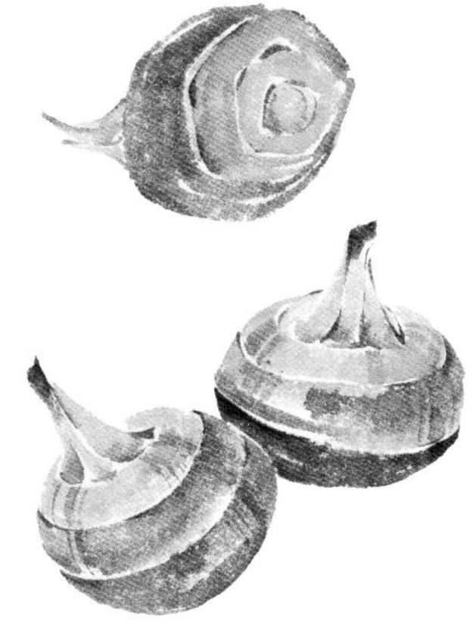

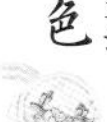

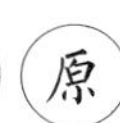

黄丹　枯矾　朴硝　各等分

上，为末，若剪伤者用炒葱白涂之即愈，神效。

黄丹、枯矾、朴硝各等分。

将药材研细，敷于患处，如果剪伤者用炒葱白涂在患处即刻痊愈，有神效。

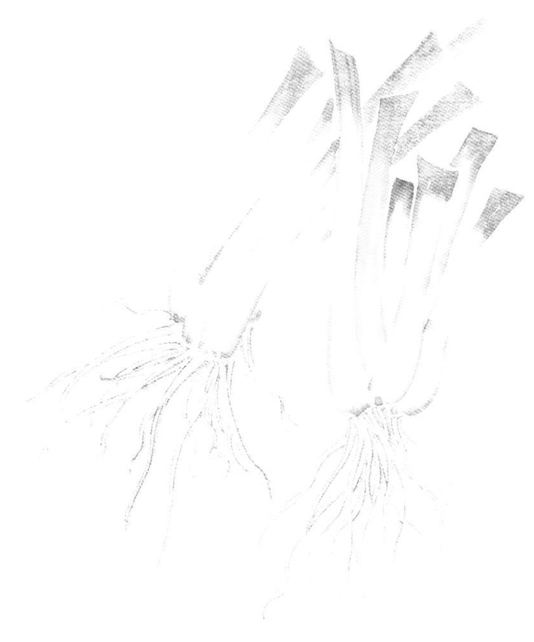

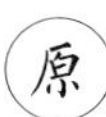

莨菪根上汁，涂痛处立止。

把莨菪根榨汁，涂疼痛处，便能立刻止痛。

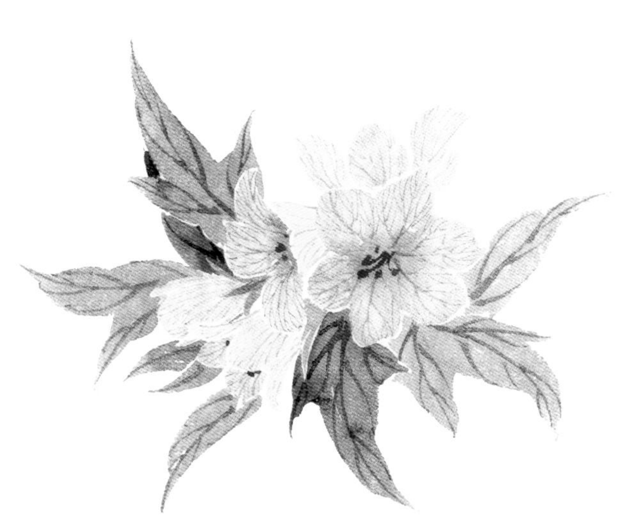

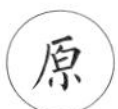

胡桃皮烧灰贴之，立愈。

把核桃皮烧成灰，灰末贴在嵌甲处，即刻痊愈。

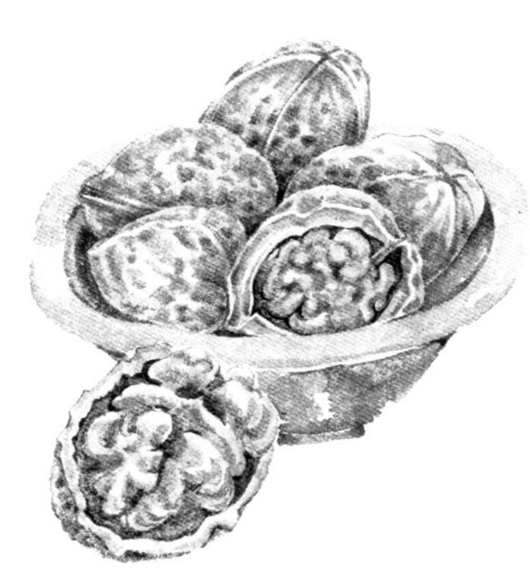

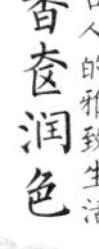

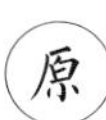

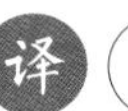

乳香禾糁之，血竭尤妙。

乳香末撒在嵌甲处，血竭效果尤妙。

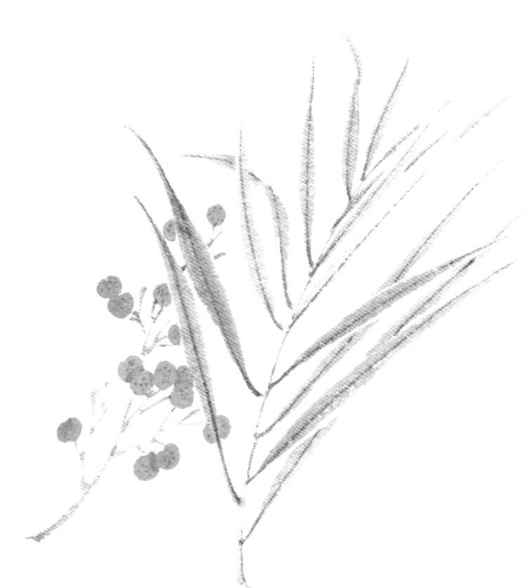

原

防风　细辛　草乌　一方用藁本

上，为细末，糁鞋底，草履则以水沾之。

译

防风、细辛、草乌、一方用藁本。

将药材研细，洒在鞋内，若是草鞋，则用水来黏附药粉。

治足冻疮

原

以腊月鸭脑髓涂疮，即愈。

译

将腊月的鸭脑髓涂在冻疮处，很快痊愈。

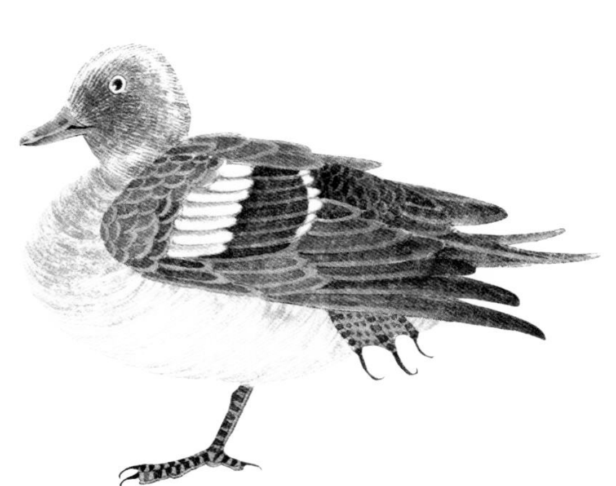

治足冻疮方

原

以秋茄树根煎，温洗。

译

用秋茄树根煎制药汤，放温后洗冻疮处。

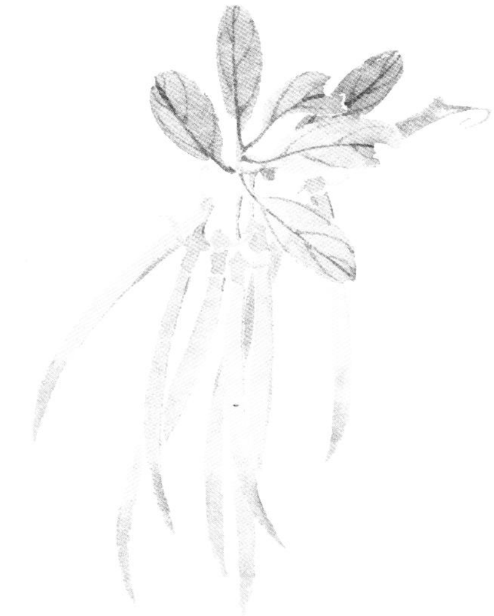

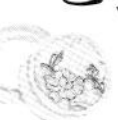

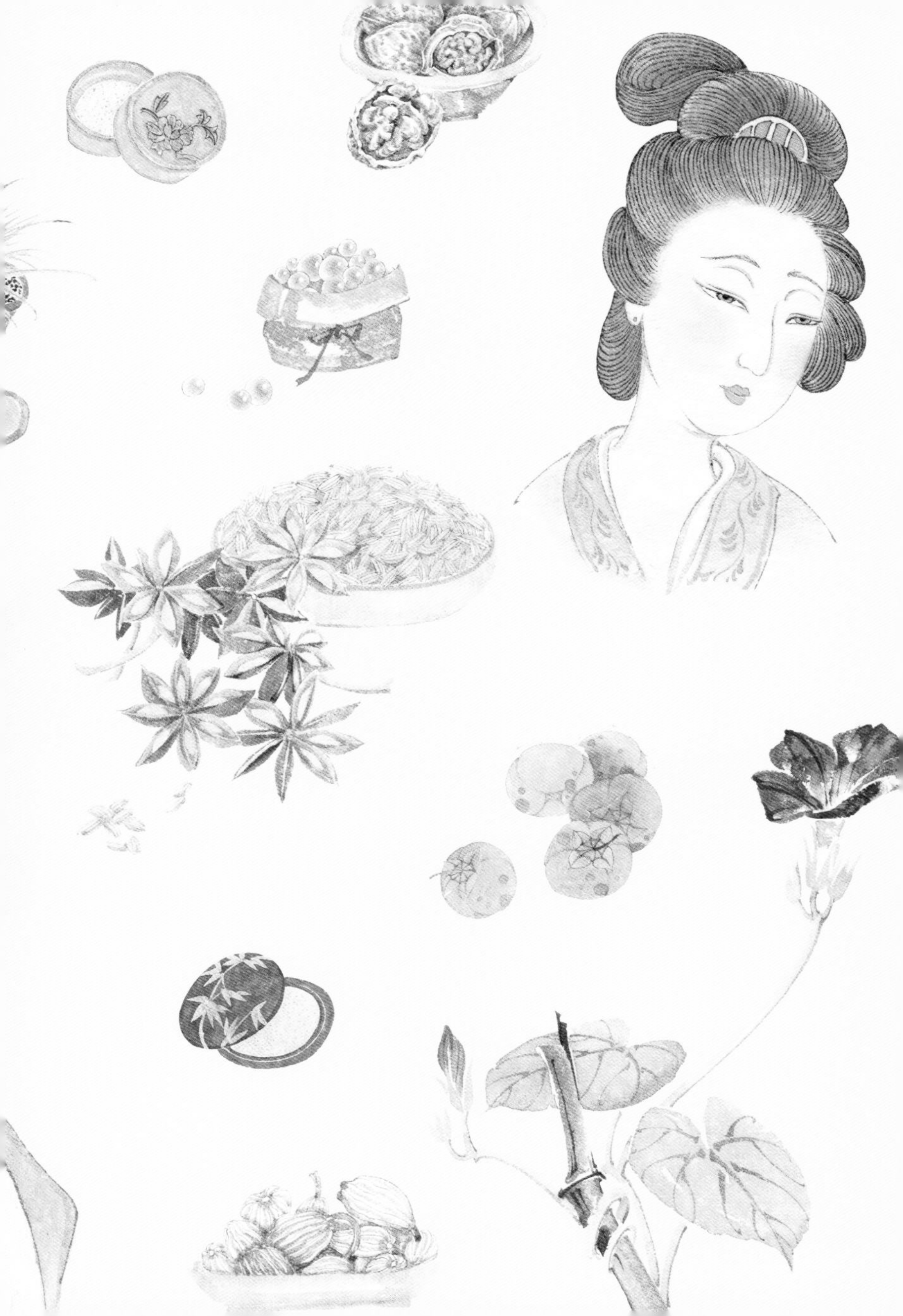

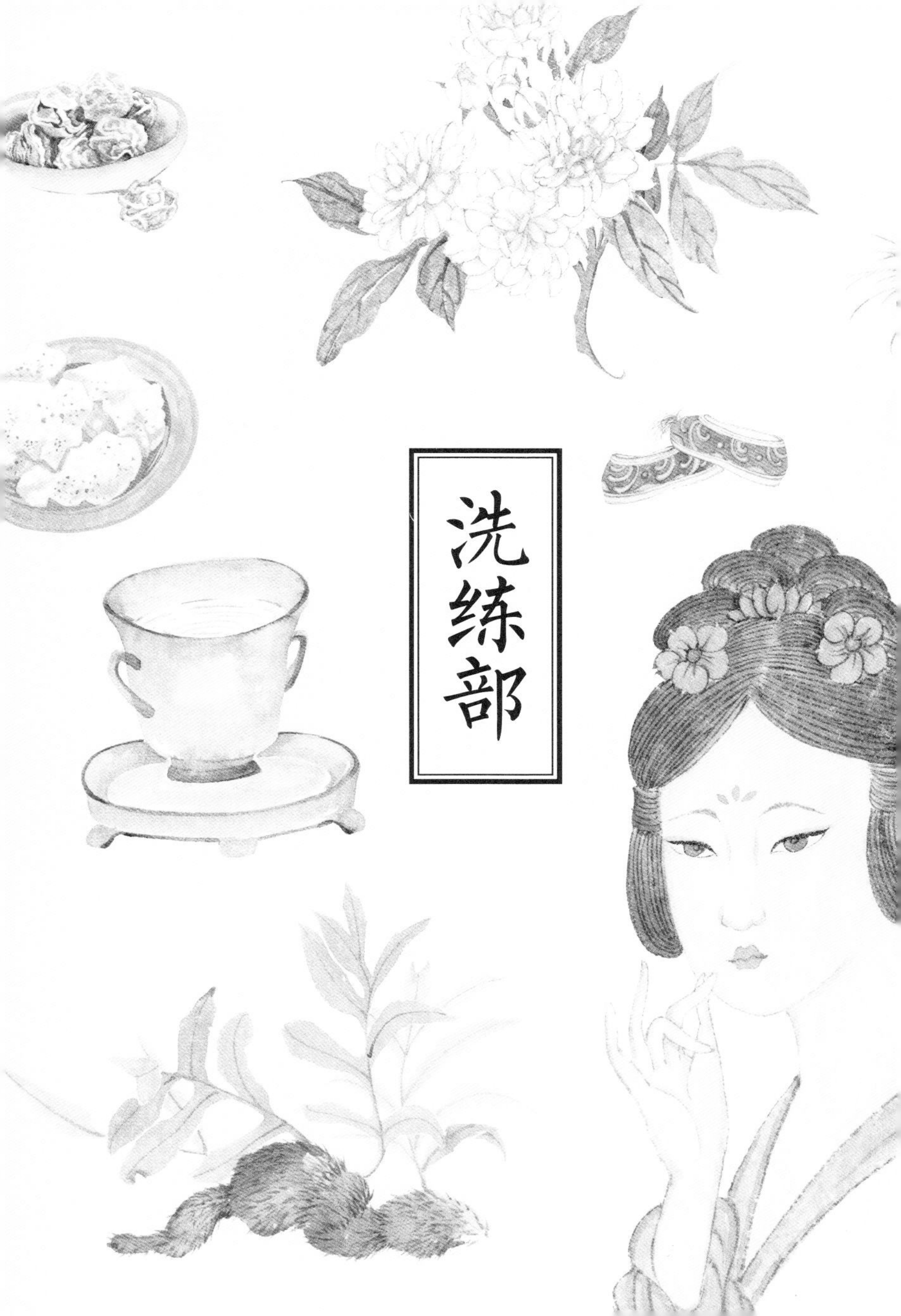

洗练部

洗珍珠法

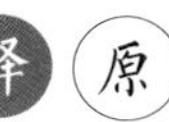

用乳浸一宿，次日以益母草烧灰淋汁，入麸少许，以绢袋盛珠轻手揉洗，其色鲜明如新，忌近麝香，能昏珠色。

用鲜奶浸泡一夜，次日将益母草烧成灰并淋汁，混入少许麸皮，用绢袋装珍珠，用手轻轻揉洗，珍珠色泽鲜明如新，切忌靠近麝香，否则珠色会变暗淡。

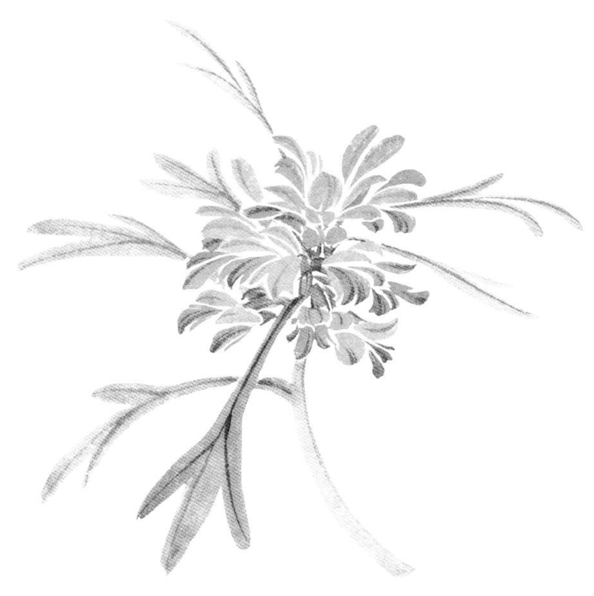

洗油浸珠

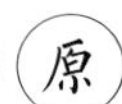

用鹅鸭粪晒干，烧灰，热汤澄汁，绢袋盛洗。

把鹅鸭粪晒干，烧成灰，热水浸泡沉淀后取澄清汁液，将珍珠装在绢袋中，用汁液清洗。

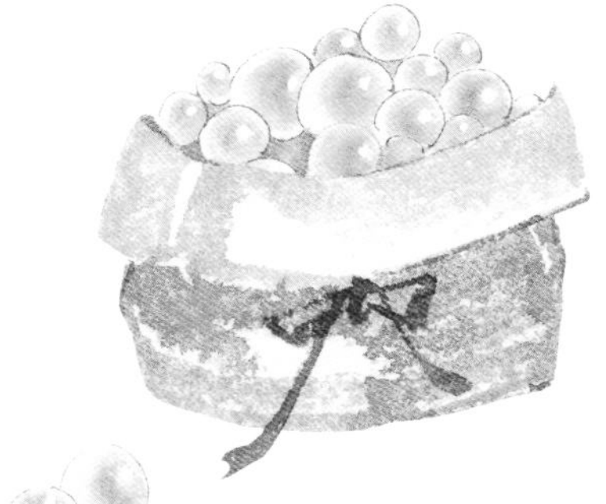

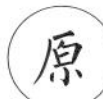

原

以捻子皮，热汤浸水洗，研萝卜淹一宿，即洁白。

译

用捻子皮以热水浸泡清洗珍珠，再将萝卜研碎淹泡珍珠一夜，就能使珍珠恢复洁白色泽。

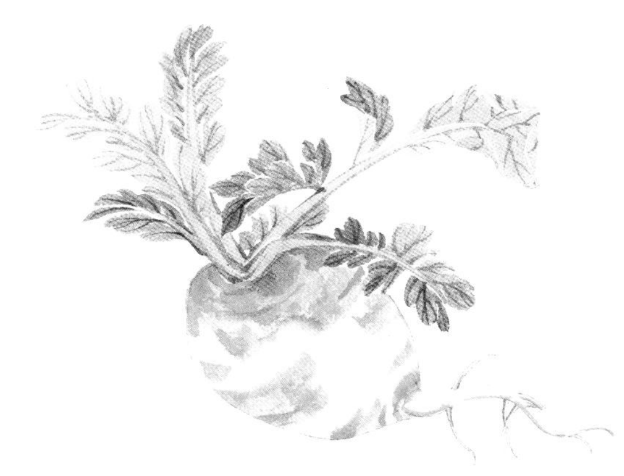

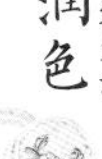

洗赤色珠

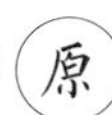

以芭蕉水洗，兼浸一宿，自然洁白。

译

以芭蕉水洗珍珠，再浸泡一夜，自然就洁白如初。

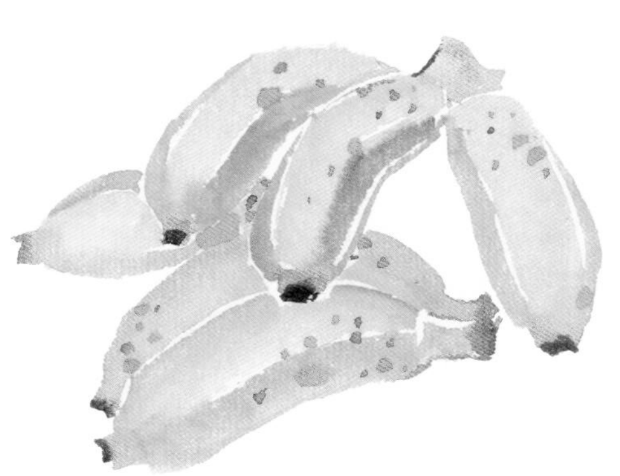

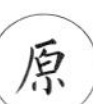

以一敏草煎汁，麸炭灰揉洗洁净。

译

以一敏草煎汁，加入麸炭灰揉洗净受尸气侵染的珍珠。

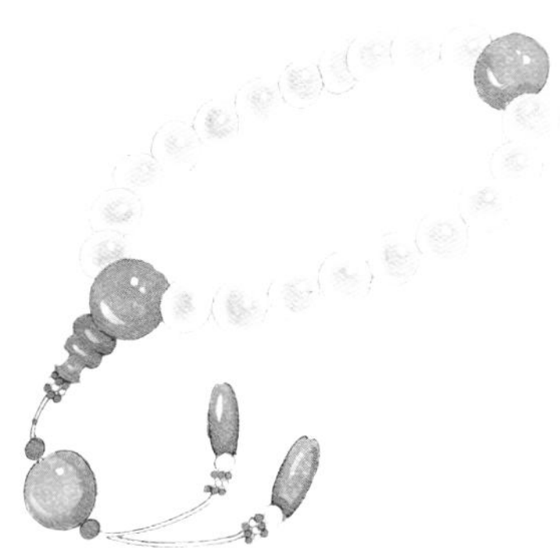

洗玳瑁龟鳖法

原

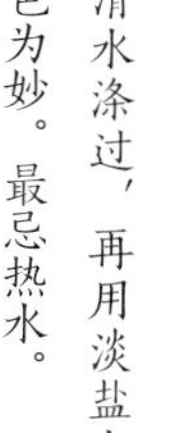

用肥皂采冷水洗之，以清水涤过，再用淡盐水出色为妙。最忌热水。

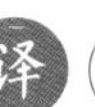

译

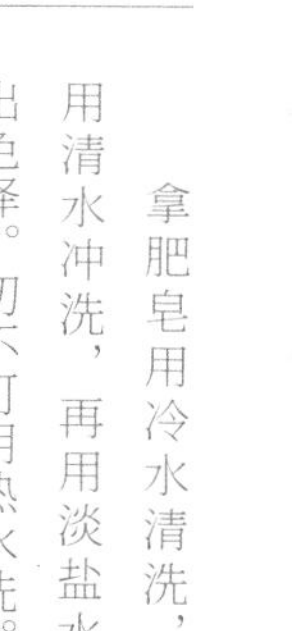

拿肥皂用冷水清洗，后用清水冲洗，再用淡盐水洗出色泽。切不可用热水洗。

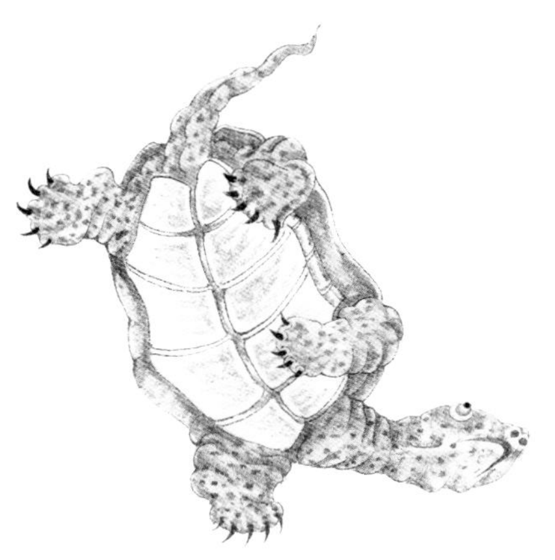

原

用阿胶水浸洗，刷之，然后以水洗涤。

译

用阿胶水浸洗，后刷洗干净，再用水清洗。

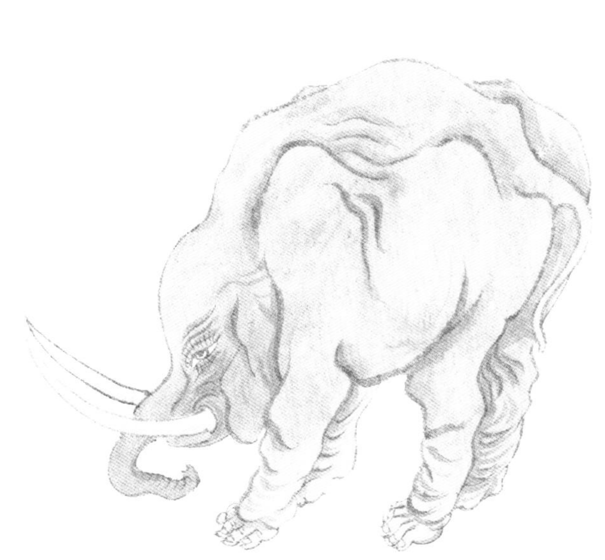

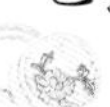

又方

原

水煮木贼，令软掇洗，以甘草水涤之为妙。

译

水煮木贼，变软后再清洗，用甘草水清洗效果也好。

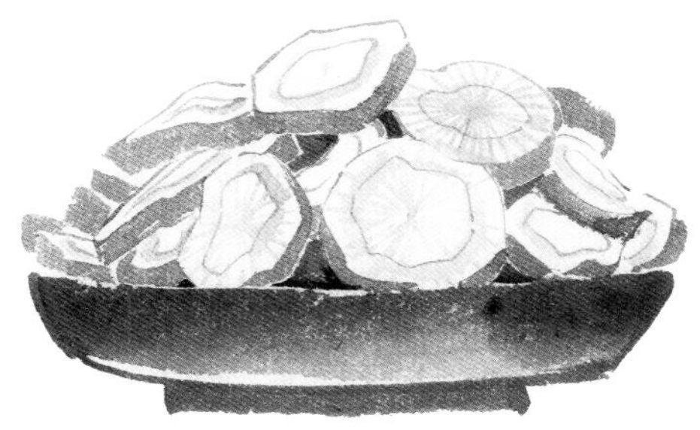

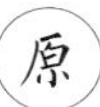

浅盆贮水，安牙物浸之，置烈日中晒，须三五日，候莹白为度。

译

用浅盆装水，把象牙放入盆中浸泡，置于烈日下曝晒，曝晒三五天左右，待象牙变得莹白即可。

原

新瓦盛，新石灰以油渍物挥灰中，烈日曝之，翻渗去油候净，洗之为佳。

用新瓦器盛装，将新石灰洒在油渍物上，并在烈日下曝晒，不时翻动，待到油污掉了便干净了，清洗一下效果会更好。

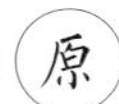

原

凡洗彩色垢腻，用牛胶水浸半日，然后以温汤洗之。

译

凡是清洗彩色污垢，用牛胶水浸泡半日，再以温水清洗。

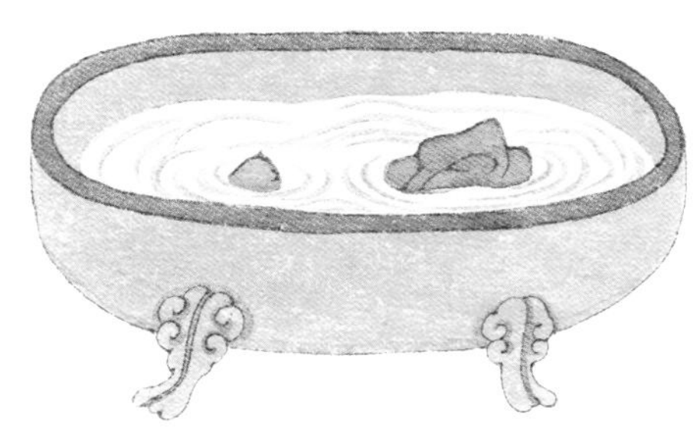

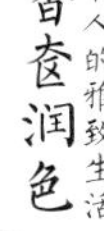

又法

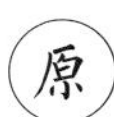

用豆豉汤热摆油去，色不动。

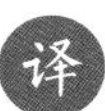

用热豆豉汤清洗，油渍即洗去，衣服色泽也不掉。

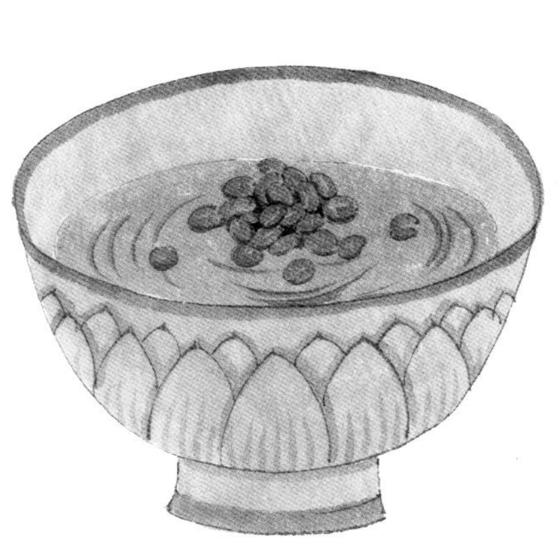

原

用栀子浓煎水，洗之如新。

译

用栀子煎成浓汤，用来洗衣，可使衣物如新。

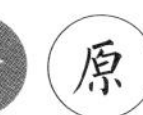

蔻豆稿灰，或茶子去壳洗之，或煮萝卜汤，或煮芋汁洗之，皆妙。

用蔻豆稿灰，或茶子去壳洗衣，或煮萝卜汤，或煮芋汁洗衣，效果都很好。

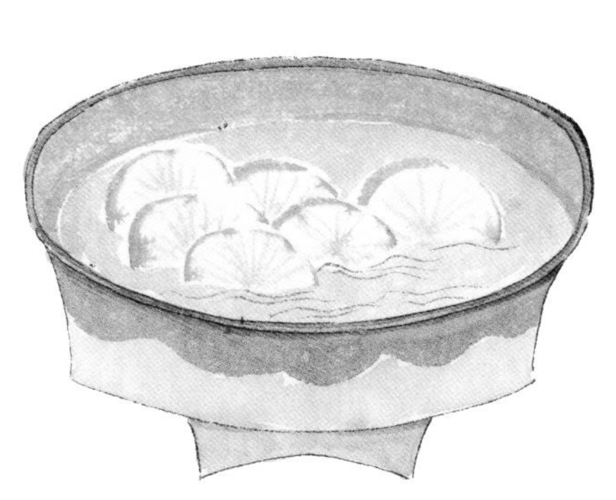

原

取白菖蒲，不犯铁，用铜刀薄切，晒干，为末。欲净衣服，先以末于盆中，搅水后，将衣服只可摆少时，垢腻自脱落白净，胜如皂角汤洗。

译

取白菖蒲，不要用铁刀切，用铜刀切薄，晒干，研成末。想清洗衣物时，先把药末撒在洗衣盆中，搅拌均匀后，将衣物浸泡一会，污垢油渍自然脱落，比皂角汤的效果还好。

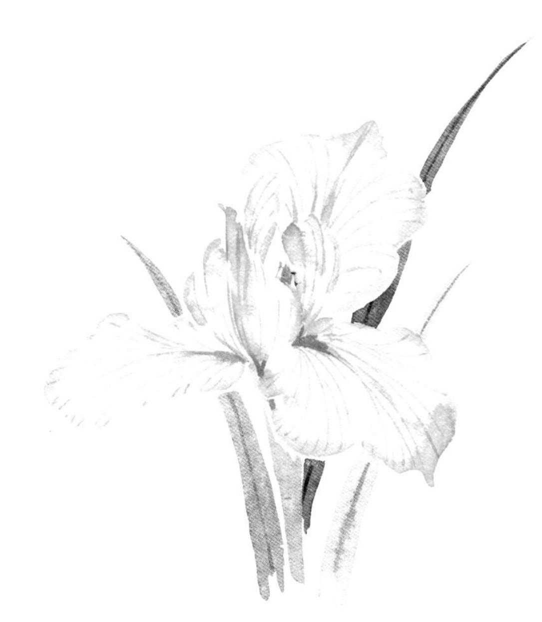

洗罗绢衣

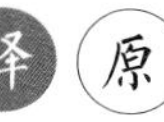

凡洗罗绢衣服，稍觉有垢腻者，即摺置桶中，温皂角汤洗之。移时频频翻覆，且浸且拍，觉垢腻去尽，却别过温汤，又浸又拍，不必展开，即搭于竹竿上。候水滴尽，方将展开而晒之，不浆不熨，候干，摺拍藏。

凡是清洗罗绢衣物，稍微感觉有污垢油渍的，就折叠起来放于桶内，用温皂角汤清洗。不时翻动，边浸泡边拍打，待感觉污垢干净后，再换温水边浸泡边拍打，衣物不用展开，直接搭在竹竿上。待不滴水后，再将衣物展开晾晒，不需打浆不需熨烫，等衣物干透后，叠好拍平收纳即可。

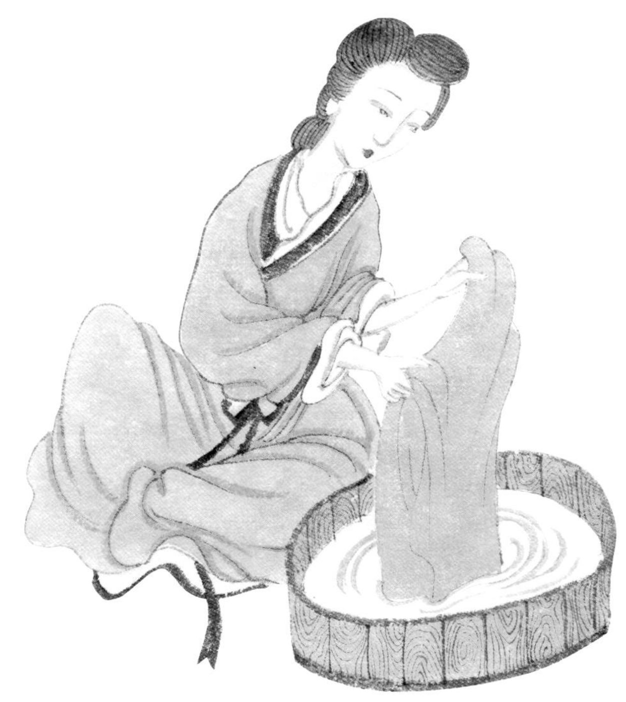

用猪蹄爪煎汤，乘热洗之。

译

用猪蹄煎汤，趁热清洗衣物。

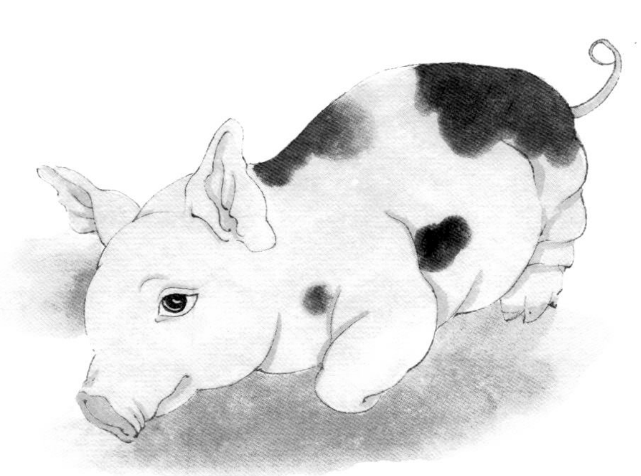

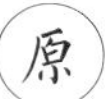

用大蒜捣碎，擦洗尘处即净。

译

大蒜捣碎，擦洗被灰尘沾污处，即刻干净。

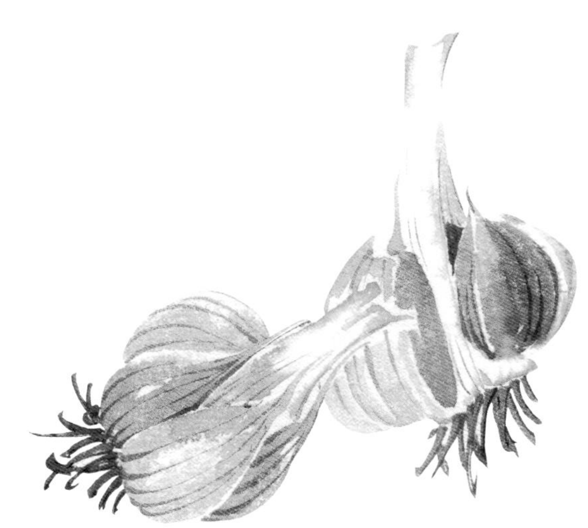

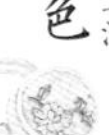

洗焦葛

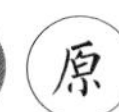

用清水揉梅叶洗焦葛衣，经夏不脆。

用清水揉梅叶洗焦葛衣，一个夏天的时间也不发脆。

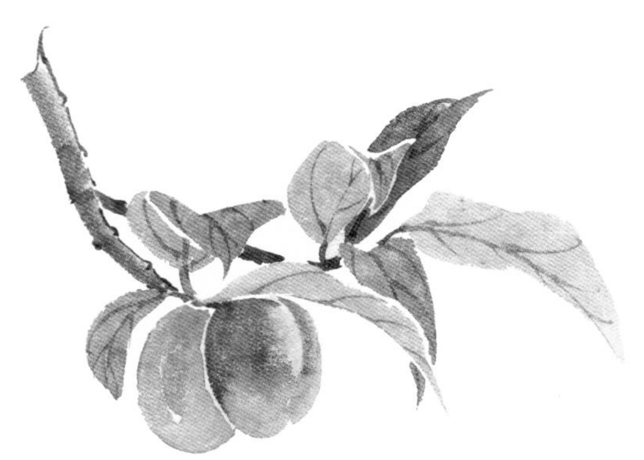

原

用梅叶洗之。

译

用梅叶清洗衣物。

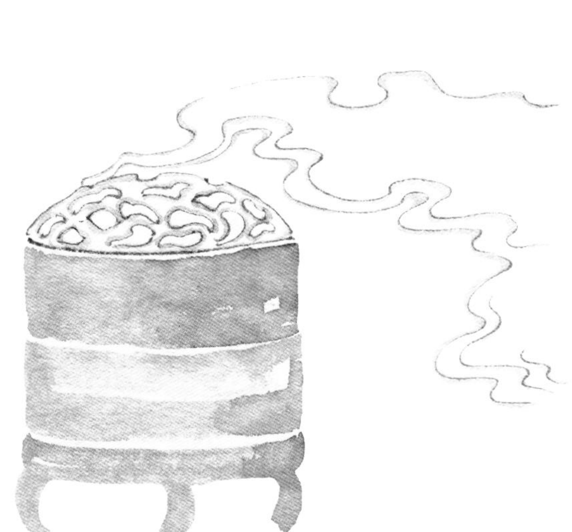

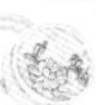

洗黄草布

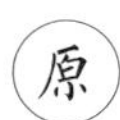

以肥皂水洗，取清灰汁浸压，不可揉洗。

用肥皂水清洗，取清灰汁浸泡挤压衣物，但不可揉搓。

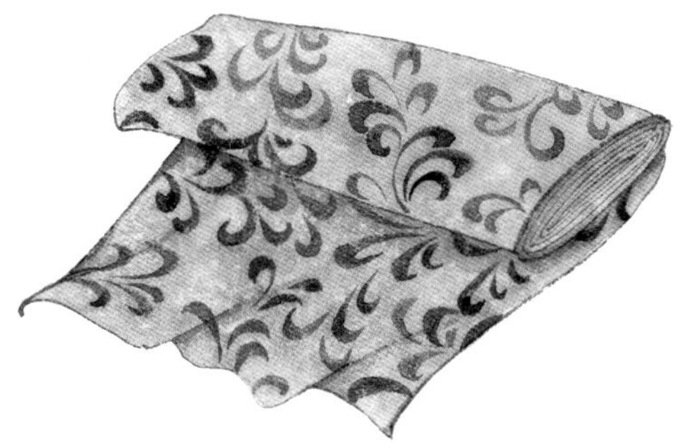

原

凡衣服，惟竹布不可揉洗，揉则随手断裂，须是摺叠聚，只用隔宿米泔浸半日，次用温水淋，以手压干晒之，则垢腻皆可尽去。

译

各种衣服中，只有竹布不可揉洗，揉洗竹纤维就会受力断裂，清洗方式应该是折叠后只用隔夜米泔水浸泡半日，后用温水淋洗，用手压干后再晒，污垢自然清洗干净。

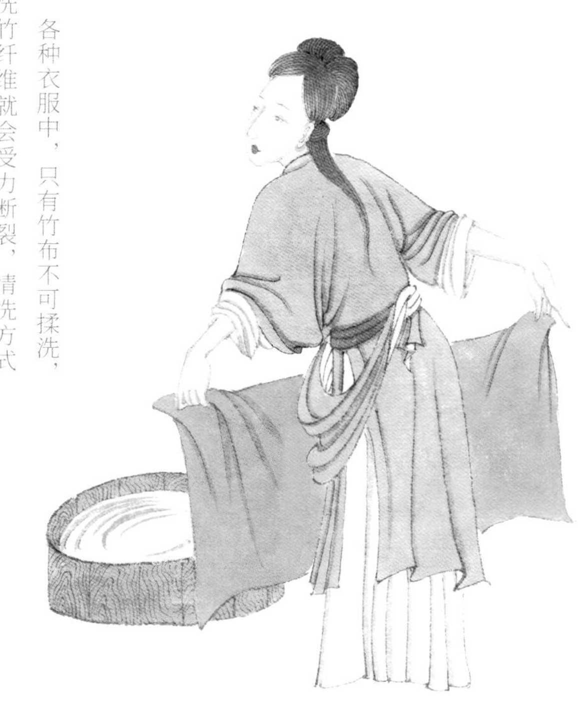

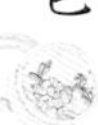

洗苎布法

原

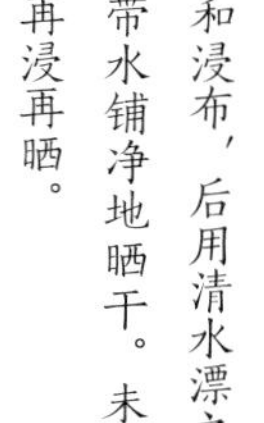

梅叶捣取汁，以水和浸布，后用清水漂之，带水铺净地晒干。未白再浸再晒。

译

将梅叶捣出汤汁，和上水把布浸泡在里面，后用清水漂洗，带水铺在干净地面晒干。如果未恢复洁白的话再重复以上步骤。

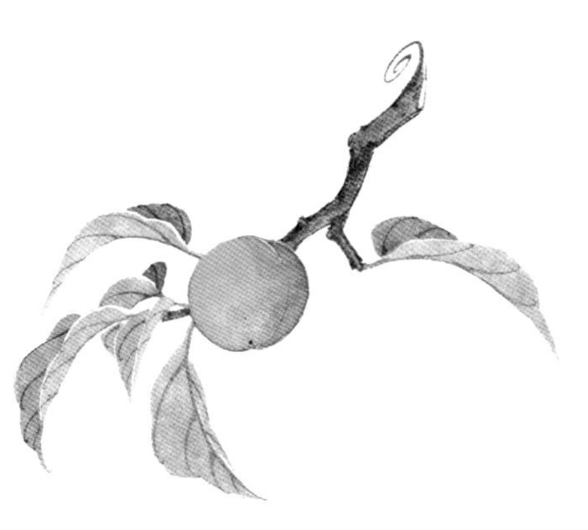

原

揩松子肉洗则滋润不脆。糨时入好末茶少许，或煎茶卤搽色，入香油一滴，薄糊糨之。

译

揩松子肉清洗则能让布滋润不脆。糨时加入少许上好茶末，或煎茶卤搽色，滴入一滴香油，薄薄一层糊糨在布上。

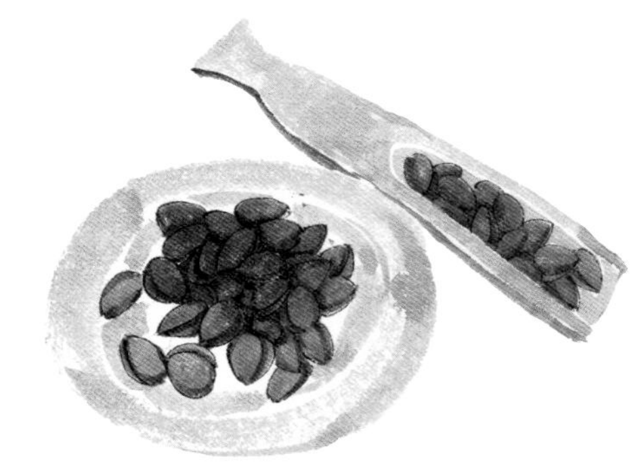

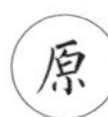

银杏研，入粉糨之，即不吸损绵绢。

银杏研细，加入淀粉打糨糊，便不会损坏绵绢了。

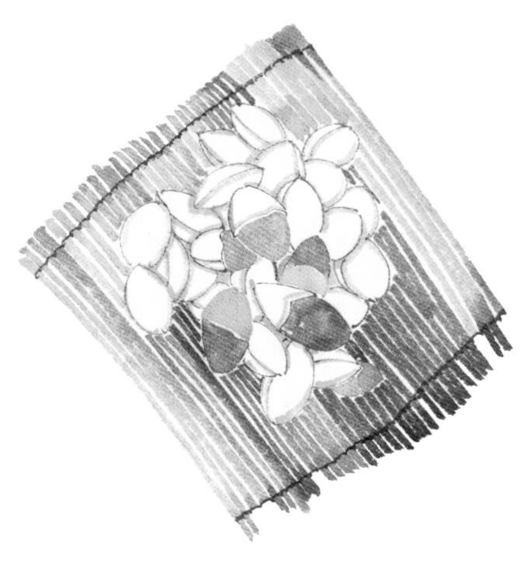

浆衣法

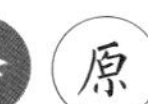

用新松子去壳细研，以少水煮热，入浆内，或加木香同煮，尤佳。凡浆，以熟面汤调生豆粉为之极好，若用白土，夹浆垢腻汤洗。

将新松子去壳研细，加少许水煮热，加入浆水内，或者加木香同煮，尤佳。但凡浆衣，以熟面汤调生豆粉效果最好，若用白土，夹浆垢腻用热水洗。

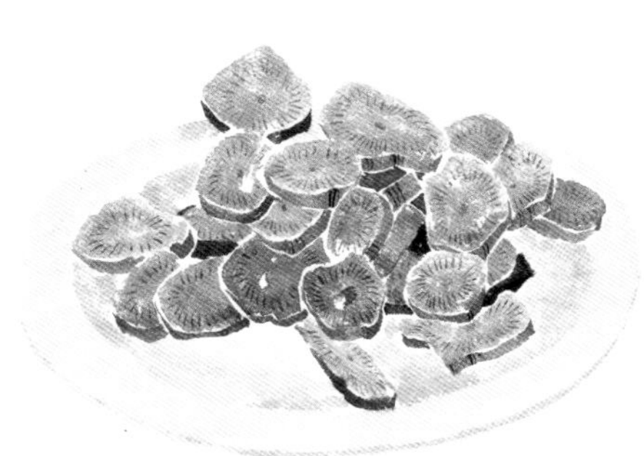

洗墨污衣法

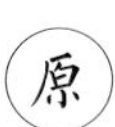

嚼酸枣洗之，妙。

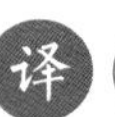

嚼碎酸枣后用来洗墨污，效果奇妙。

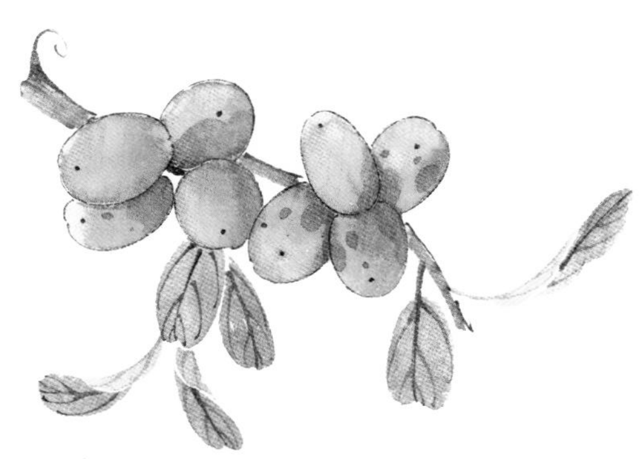

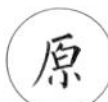

半夏为末，和水洗之，妙。

半夏研成细末，混在水中清洗墨污，效果很妙。

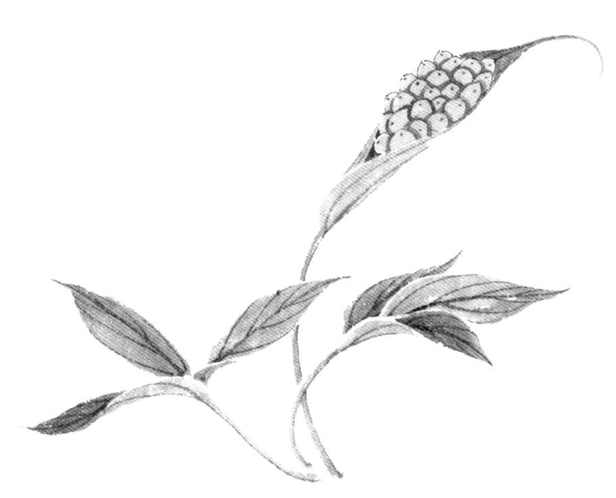

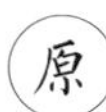

急用银杏去膜嚼破揉污处，用新汲水浣之即去。

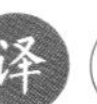

紧急情况下，把去皮膜的银杏嚼碎，揉擦脏污处，用新打的井水漂洗，污渍自然去除。

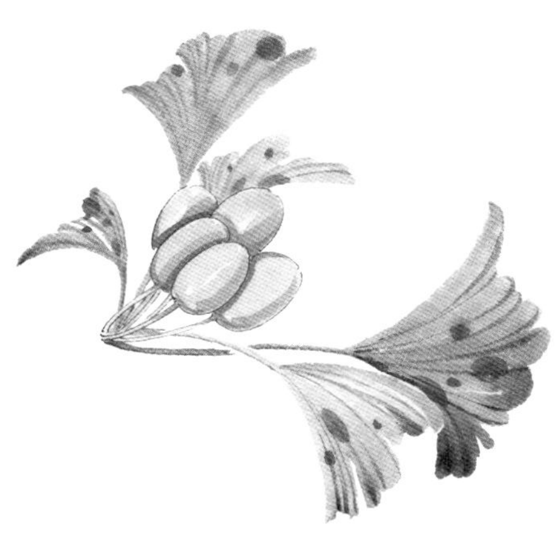

原

嚼杏仁亦妙。久污则揉浸，少须洗之，无痕。

译

嚼杏仁清洗效果也好。留存时间较长的污渍先浸泡，过会再清洗干净，污渍痕迹全无。

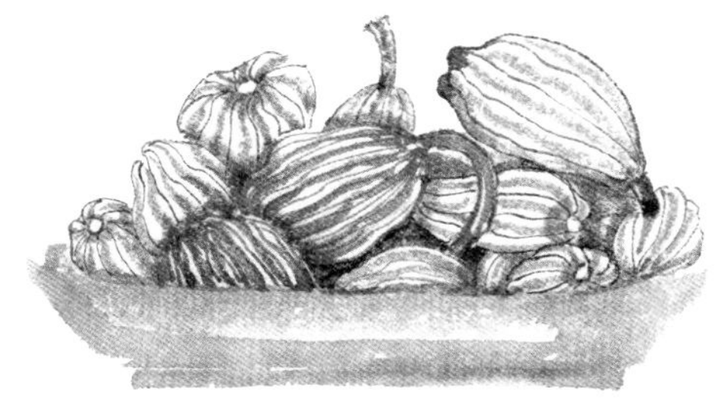

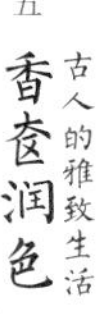

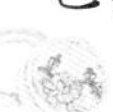

衣上墨污

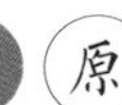

厚酱擂碎涂污处，半日许，沸汤洗之，即去。

把厚酱擂碎涂在衣服污渍处，半日之后，用滚水烫洗，污渍便被洗去。

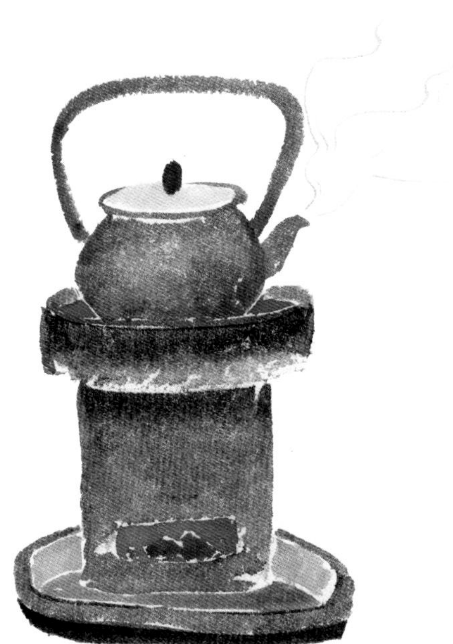

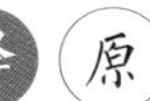

细嚼杏仁，涂于其上，用水洗之为妙。

把嚼碎的杏仁涂在衣物上，后用水清洗十分有效。

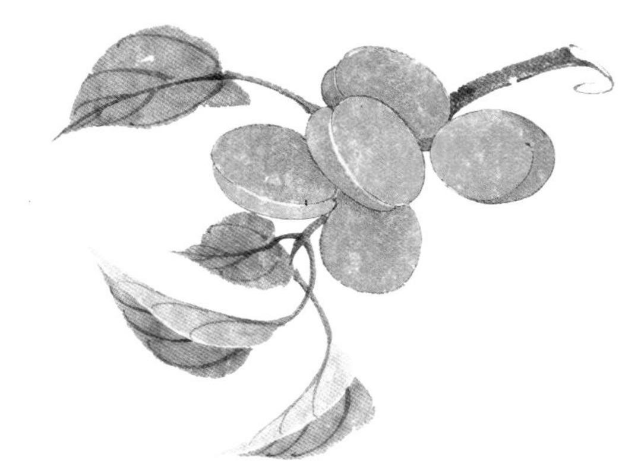

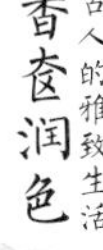

洗油污衣

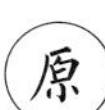

羊筒骨，烧灰，入滑石末、海螵蛸，和匀掺污处，用厚纸隔熨斗盛火熨之。

译

将羊筒骨烧成灰，加入滑石末、海螵蛸，和匀涂在油污处，用厚纸隔着熨斗用高火熨烫。

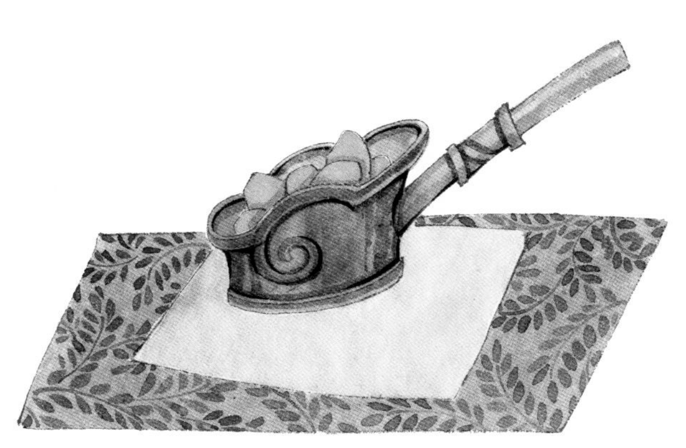

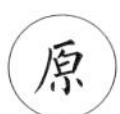

石灰二三升，锅内炒热，将油污处于灰内摆洗，随即脱去。虽锦绣亦不作迹。

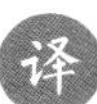

两三升石灰，锅里炒热，将油污处于灰内摆洗，便能清洗干净。即使是锦绣衣物也能清洗干净不留痕迹。

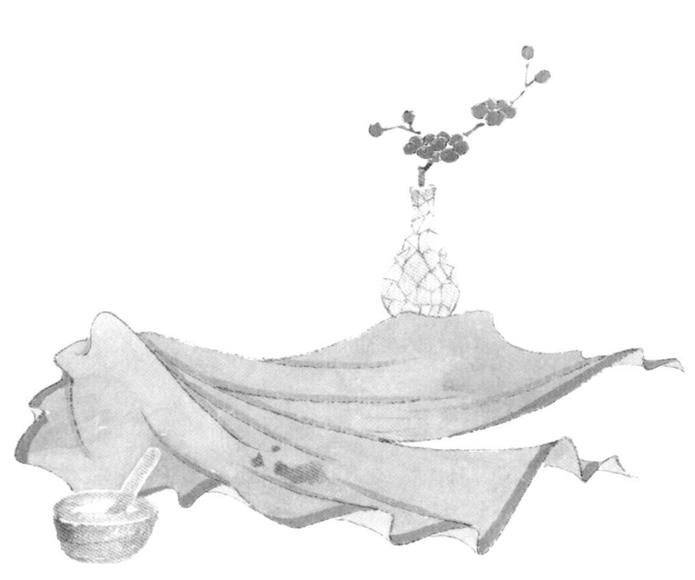

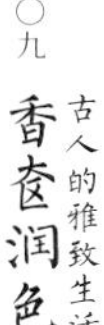

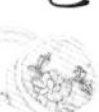

洗油污衣法

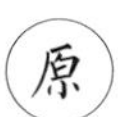

用蜜洗之妙。

用蜂蜜清洗衣物，效果极妙。

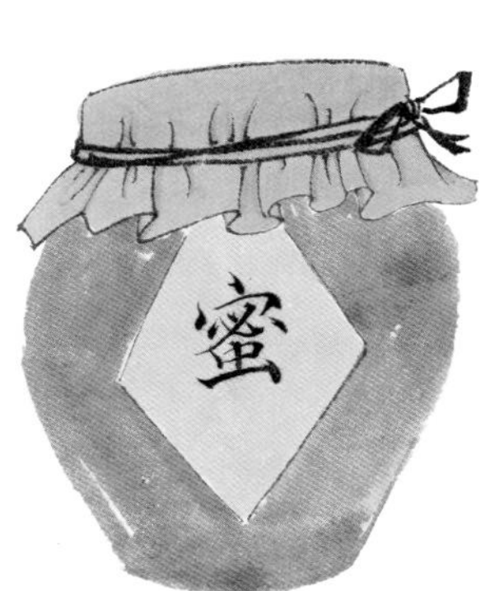

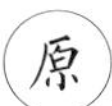

即用葱白汤入瓶内，以汤瓶嘴注所污处，用人紧崩开衣服，以污去为度。更不得用手揉洗，自然如故。

将葱白汤加入瓶里，请人在一旁紧绷撑开衣物，将汤倒在油污处，直到污迹去除即可。不可用手揉洗。

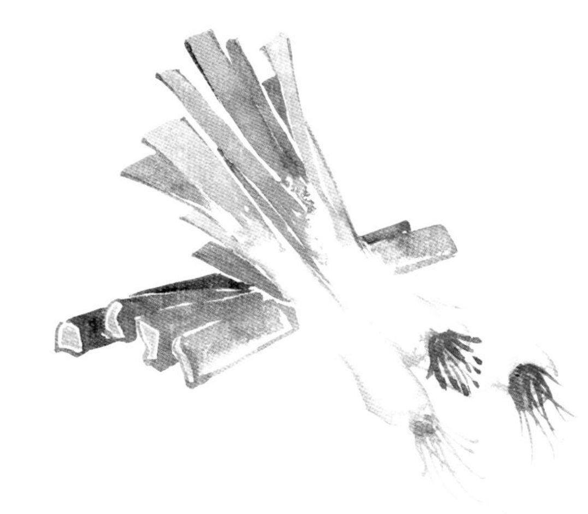

又法

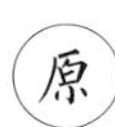

嚼萝卜吐于其上，擦之即去，无迹。

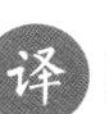

嚼碎萝卜吐在衣物污渍上，擦之即去，不留痕迹。

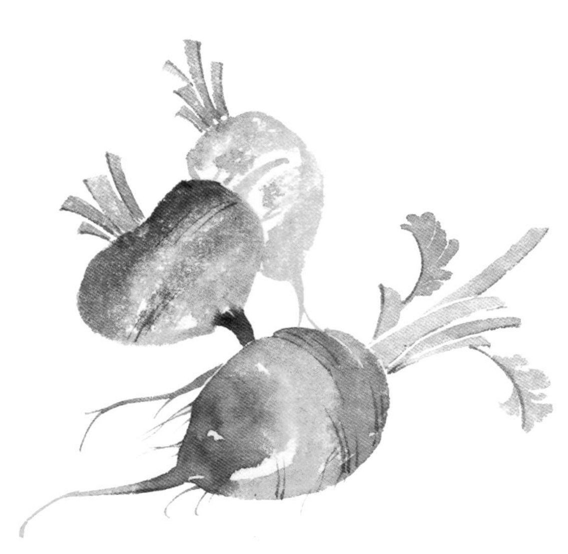

原

白滚汤泡紫苏摆洗，妙。

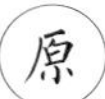

用热白开水浸泡紫苏摆洗衣物，效果甚妙。

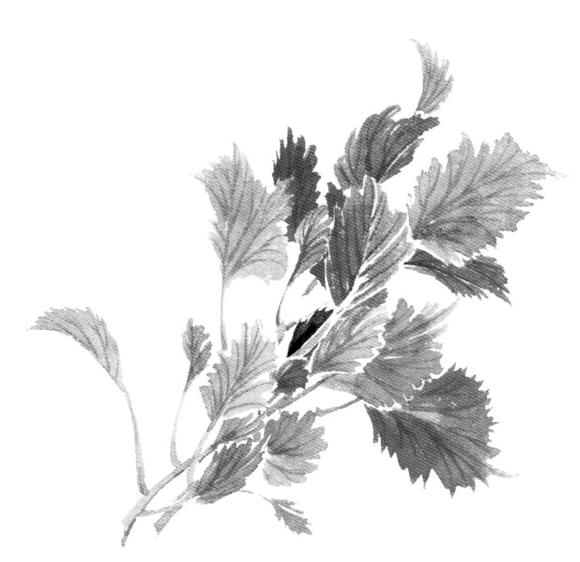

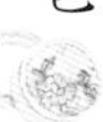

又法

原 译 注

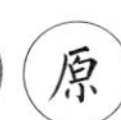

海螵蛸　滑石各等分

上二味为末，掺而熨之。

海螵蛸、滑石各等分。将两味药材研成末，掺和后用来熨烫衣物。

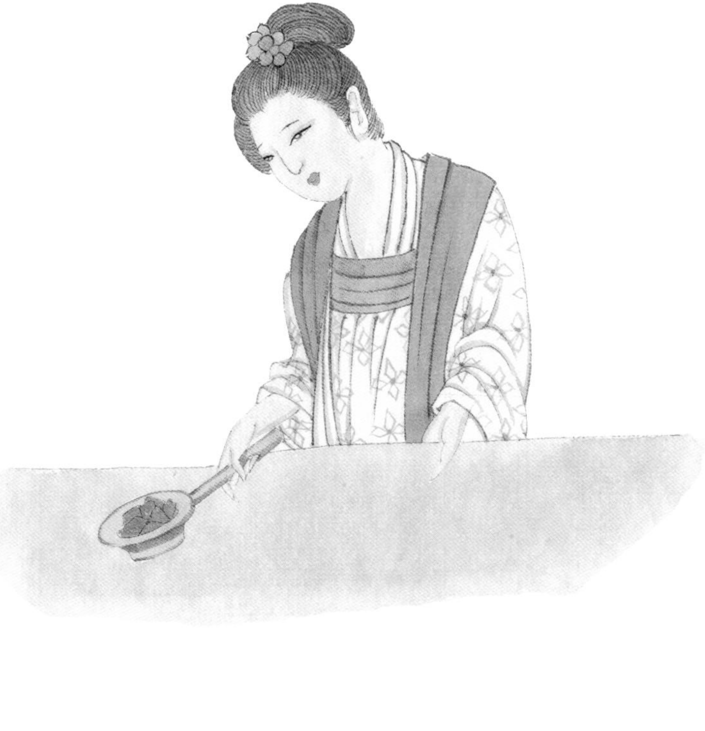

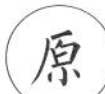

原

用荞麦面铺上下，用纸隔定，以熨斗熨之，无迹。用米糠熨之，亦妙。

译

在衣服上面和下面铺上荞麦面，用纸隔开固定，再用熨斗熨烫，污渍去除不留痕迹。用米糠熨烫，效果也很妙。

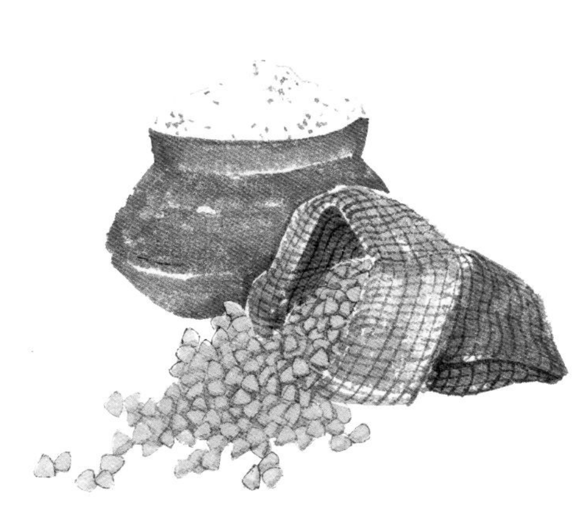

原

煮酒洗之，即去。

译

用煮沸的酒清洗衣服，污渍即去。

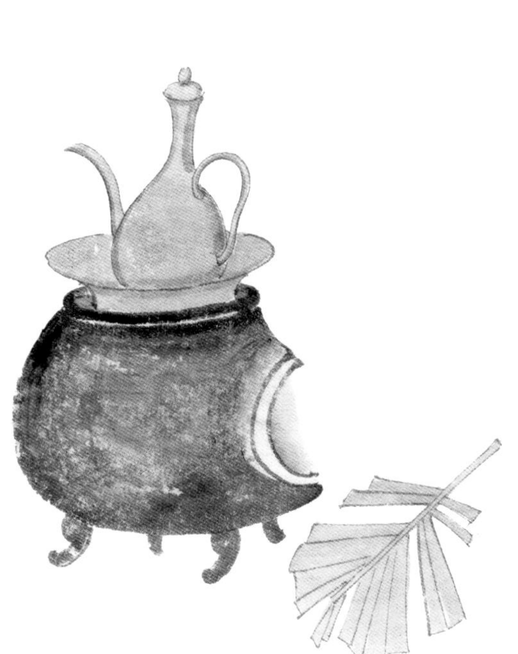

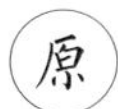

原

用酸浆和皂角洗，干，滴少麻油揉之，其色不陈。

译

用酸浆和皂角洗，衣服干透后，滴少许麻油揉搓，颜色便不失鲜艳。

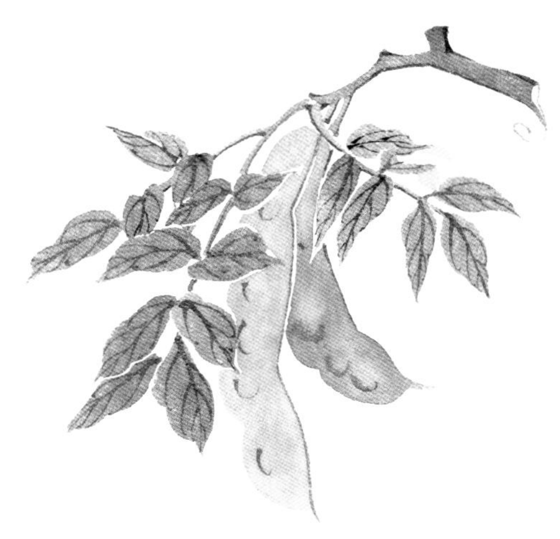

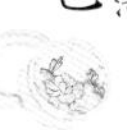

洗红蓝衣为油污法

原

用豆豉汤热摆油去，其色不动。

译

在热豆豉汤中漂洗，油污自然去除，并且色泽不变。

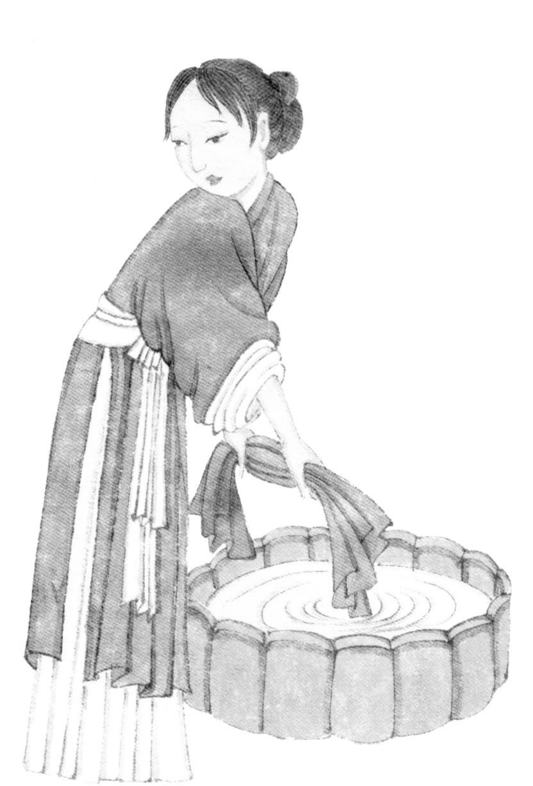

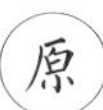

山炭灰泡汁，乘热摆之，油自去。水晒干，不可经手，绝无痕迹。

山炭灰泡汁，乘热漂洗，油污自然去除。衣物晾晒干后，不要用手触碰，绝无痕迹。

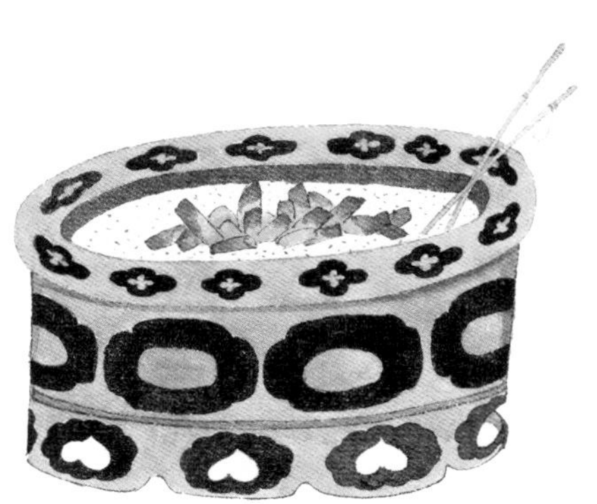

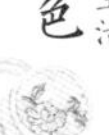

洗漆污衣

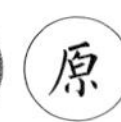

用油洗，或以温汤略摆过，细嚼杏仁揉洗，又摆之，无迹。或先以麻油洗去，用皂角洗之，亦妙。

用油洗，或用温汤略漂洗，掺入嚼碎的杏仁揉洗，再漂洗，不留污迹。或先用麻油清洗，再用皂角洗，效果也很妙。

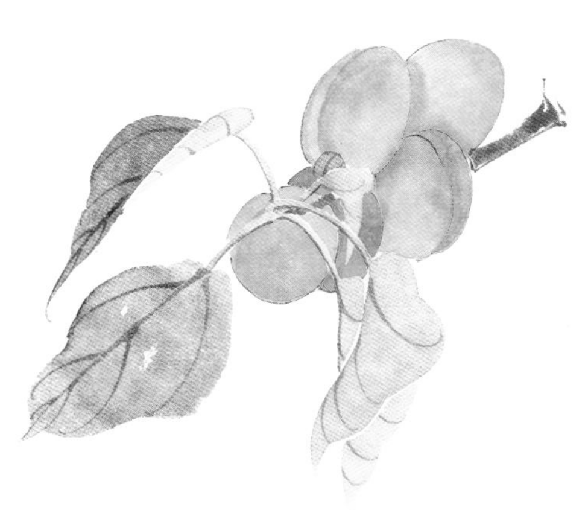

原

用冰水洗即净。

译

用冰水洗衣物就能洗净。

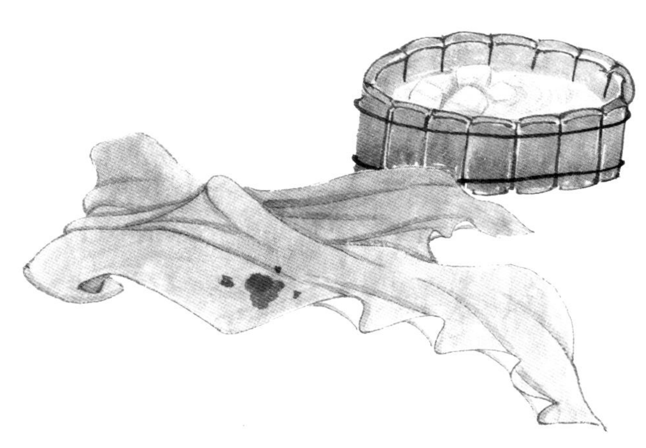

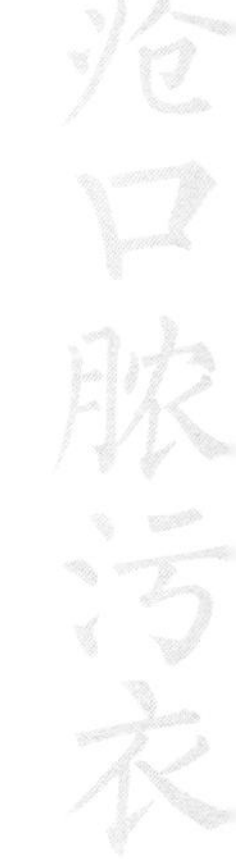

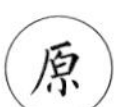

用牛皮胶洗之。

用牛皮胶洗衣物。

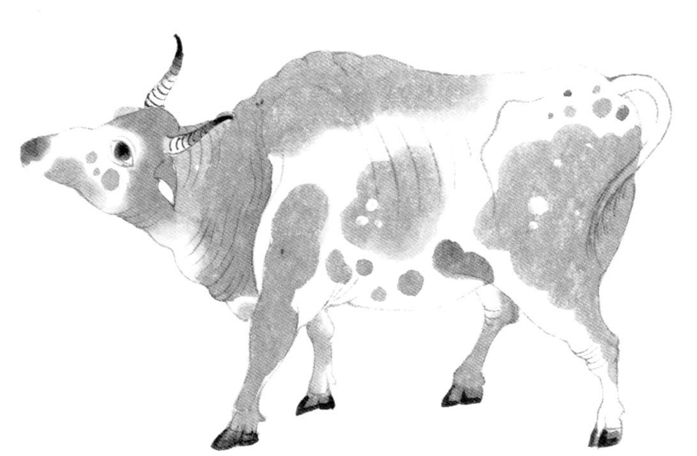

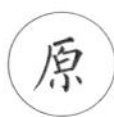

用粪衣服埋土内一伏时，取出洗之，则无秽气。

将沾染粪便的衣服埋在土里一昼夜，取出清洗，衣物自然干净无味。

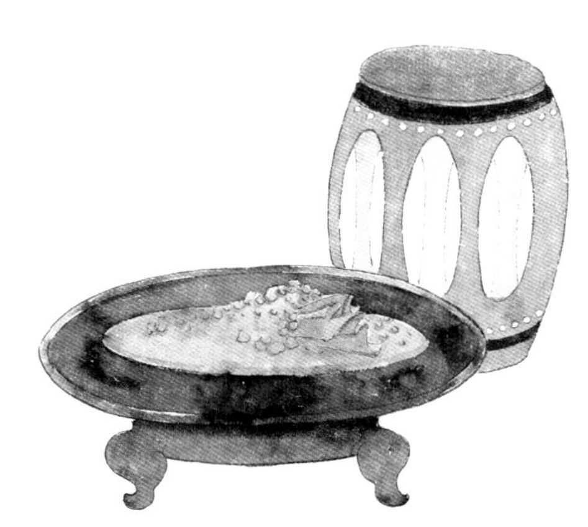

洗黄泥污衣

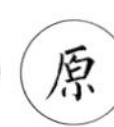

以生姜搓过，用水摆去。

译

用生姜搓脏污处，再用水漂洗，污渍自然干净。

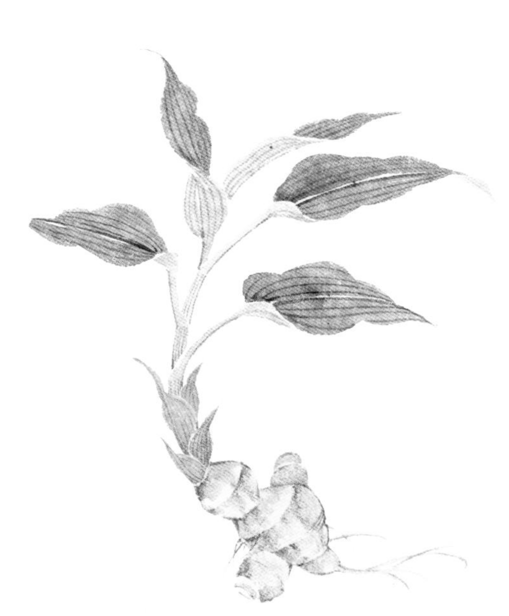

原

用蟹中鳃煮之即去。

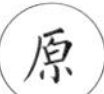

用蟹中鳃煮衣物，污渍自然去除。

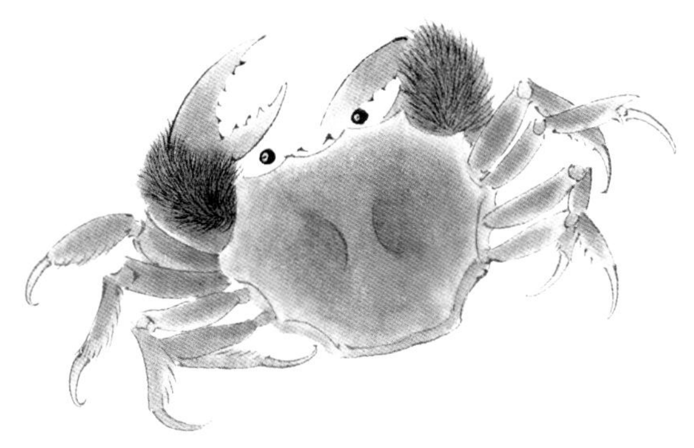

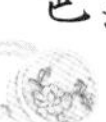

洗牛油污衣法

原

嚼粟米洗之。

译

用嚼碎的粟米清洗污衣。

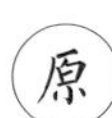

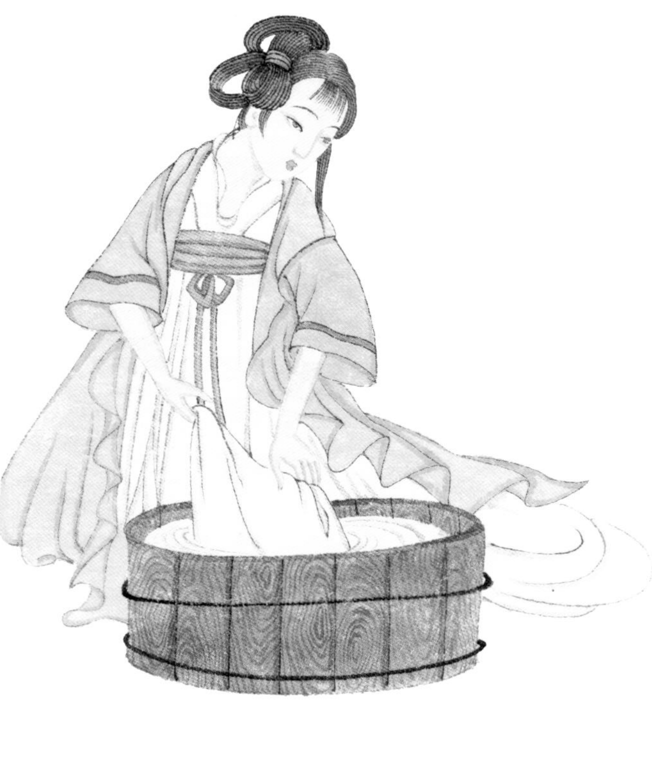

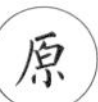

用石灰淋汤洗之。

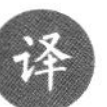

用石灰汤淋洗衣物。

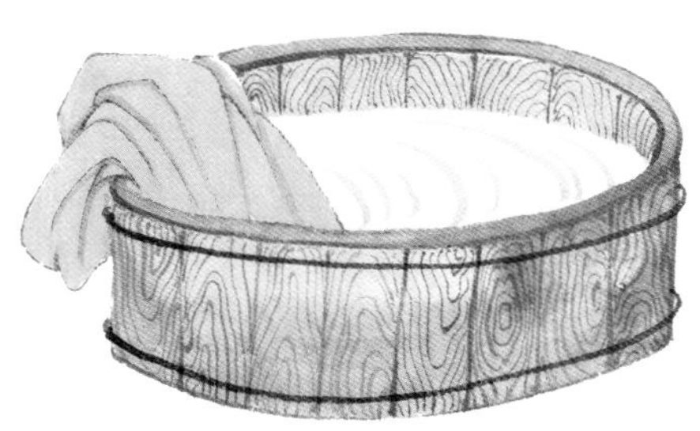

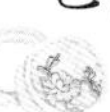

洗垢腻污衣法

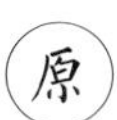

用灰汁浣衣洁白如玉。

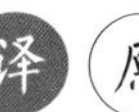

用灰汁漂洗衣物，自然洁白如玉。

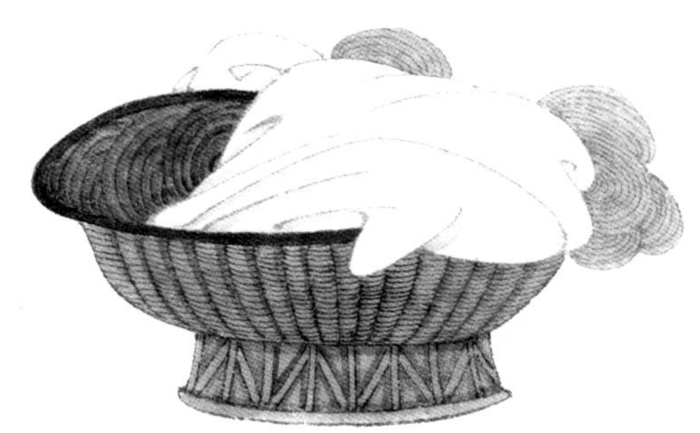

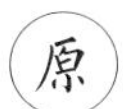

茶子去壳捣烂洗，甚妙。

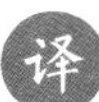

茶子去壳捣烂后用于清洗衣物，效果好。

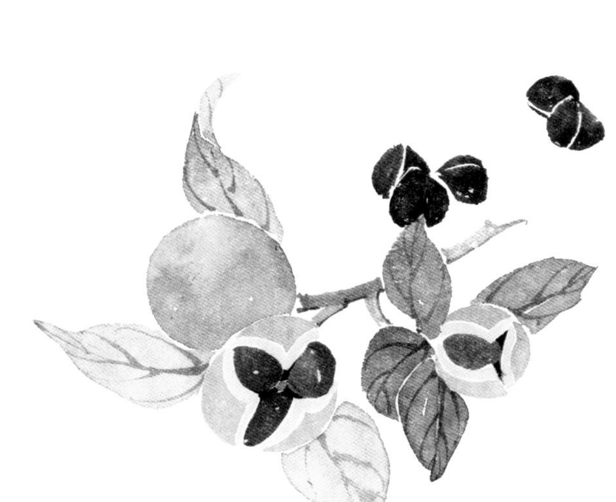

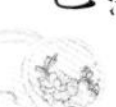

又法

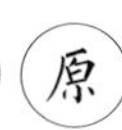

豆稿灰洗衣，绝妙。

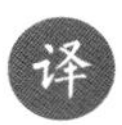

豆稿灰洗衣，效果奇妙。

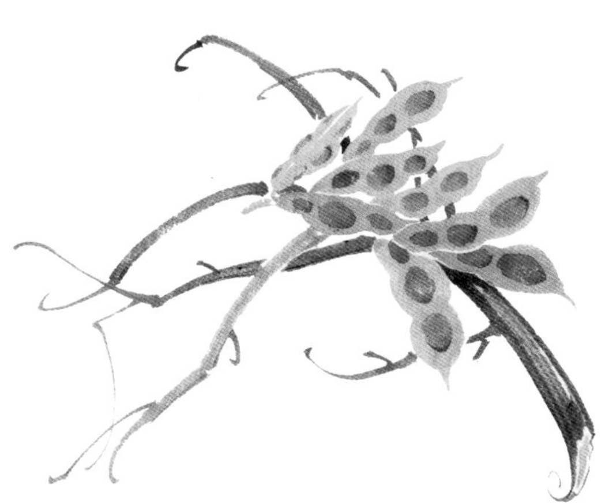

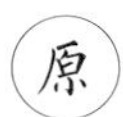

于霜夜，先铺禾藁于地上如衾像样，将火烧之成灰。来早，霜铺其上，覆以衾，候日晒，霜溶，其垢自脱。来日翻转，再覆其上，两面皆去。

下霜的夜晚，将禾藁像被子一样铺在地上，点火烧成灰。第二天早上，灰上铺满白霜，用被子盖上，等太阳将白霜晒融化，污垢自然脱落。第二天翻转过来，重复以上步骤，两面污垢自然都去除了。

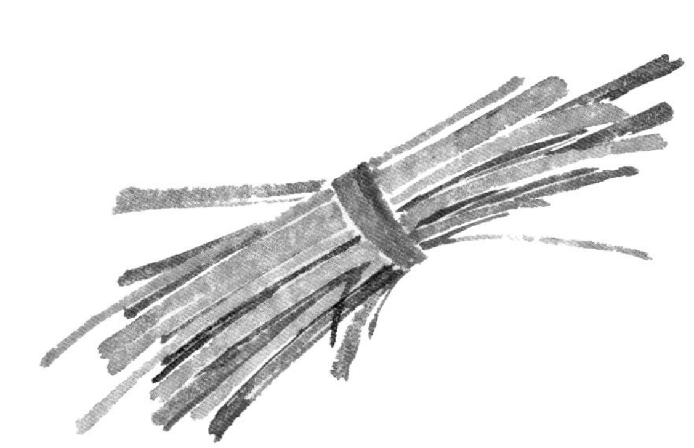

洗衣上蒸斑

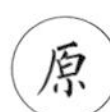

原

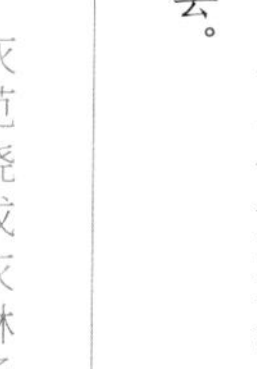

灰苋烧灰淋汤洗，即去。

译

灰苋烧成灰淋汤漂洗，污垢即去。

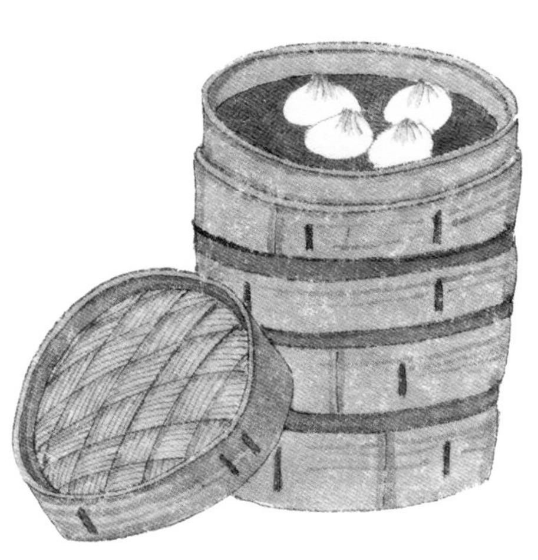

原

慈母竹茹揩擦，自然洁净如故。

译

慈母用竹茹揩擦，衣物自然洁净如故。

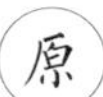

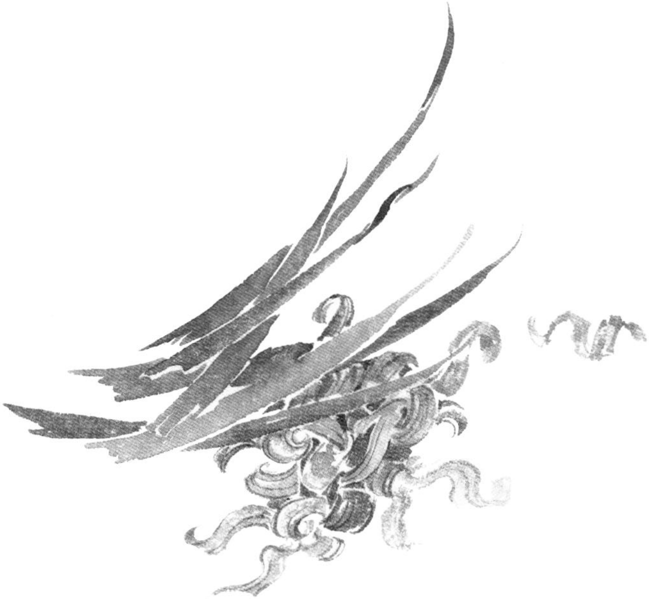

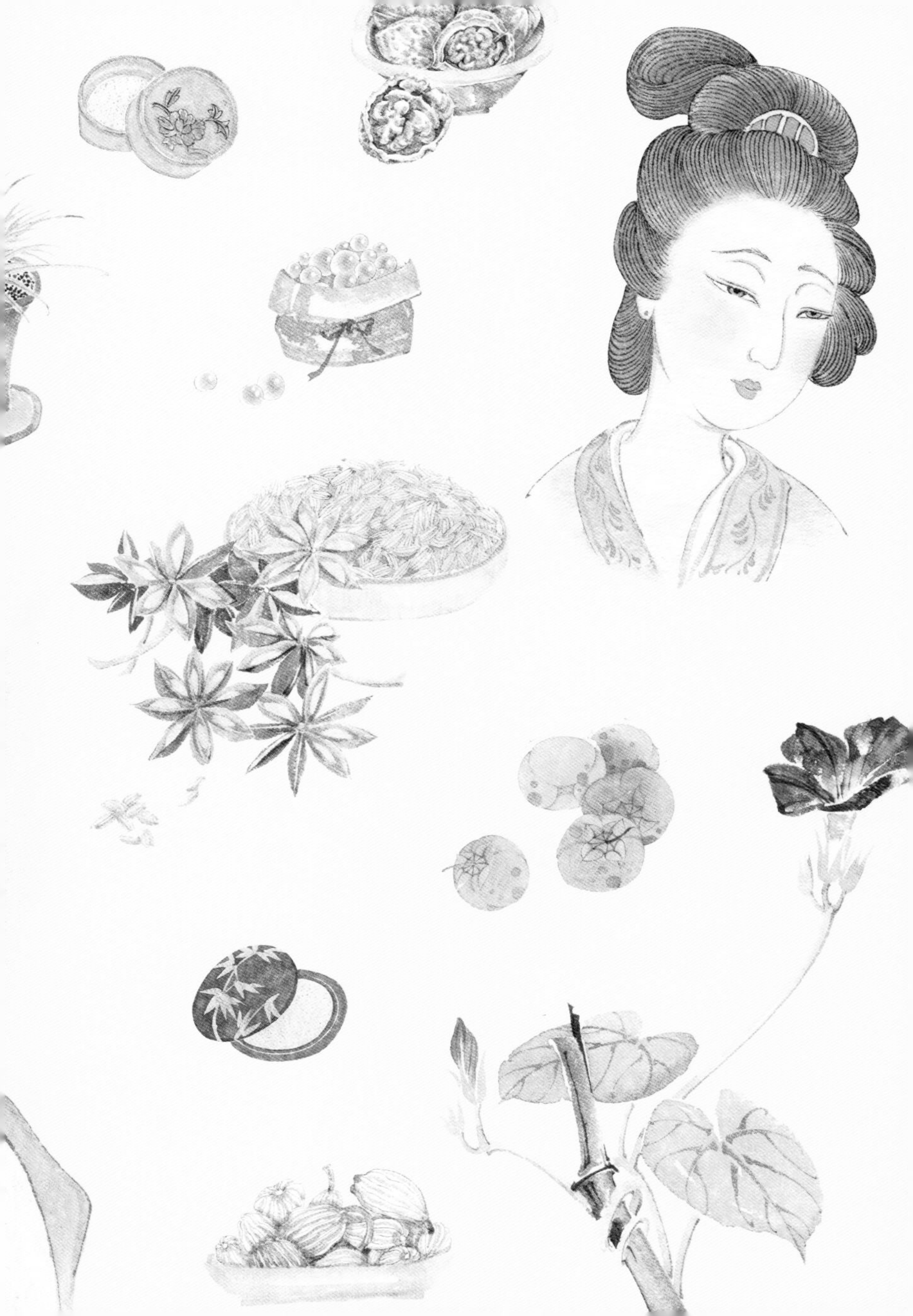

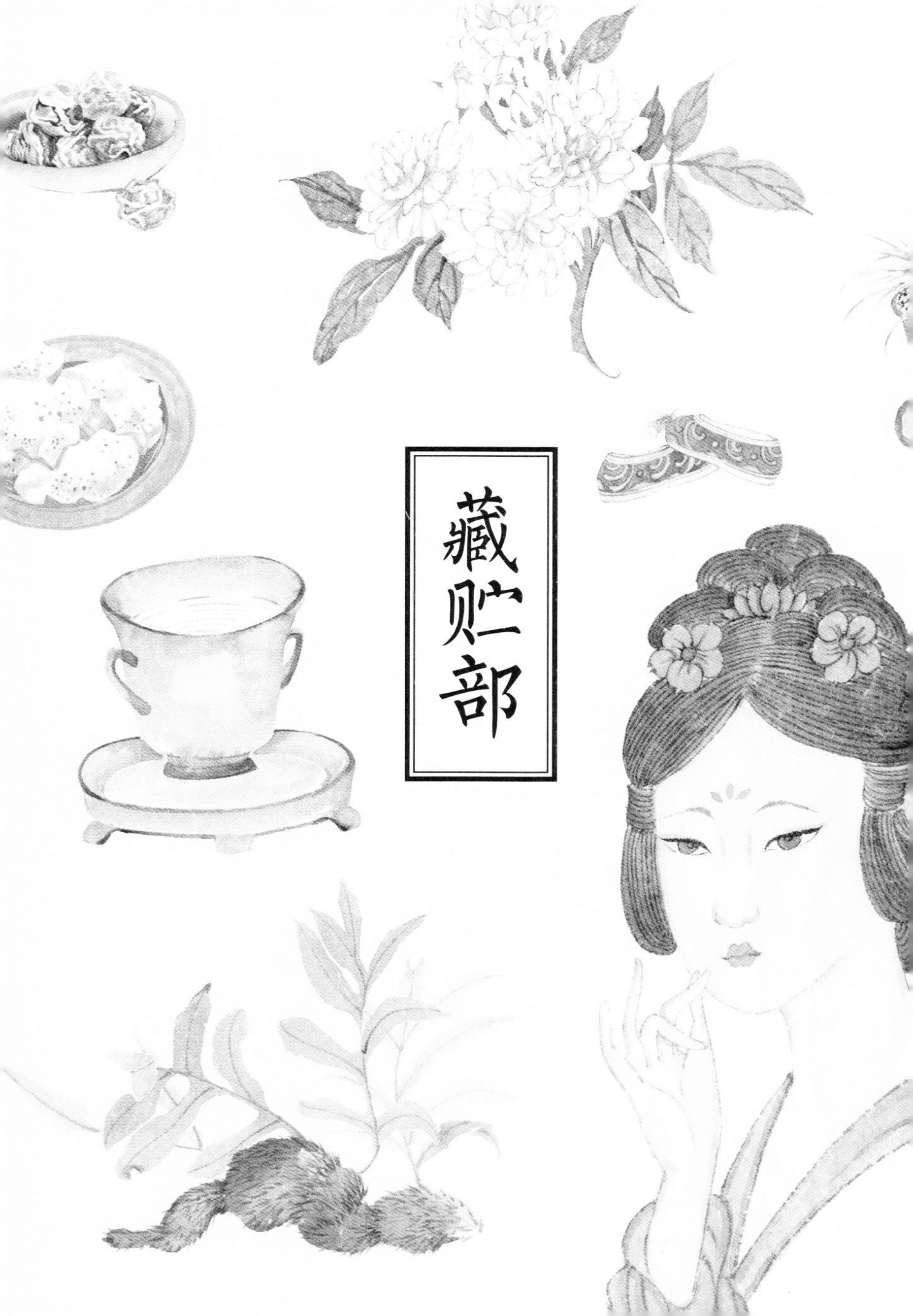

藏贮部

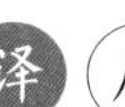

用汉椒不拘多少杂盒中收贮，妙。

在盒中摆放一定数量的花椒，再将首饰收藏于盒中，效果好。

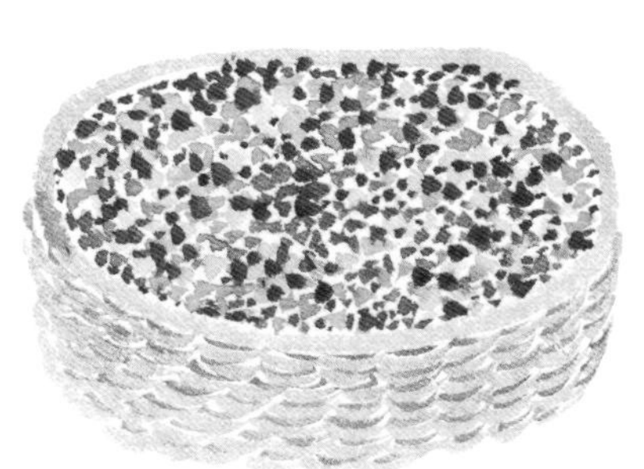

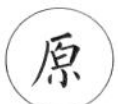

原

用茱萸相杂藏之则不生蛀，亦要勤取晒之。晒背不晒面，宜防猫，藏处又防蚁。

译

将茱萸和翠花首饰夹杂在一起收藏不会被虫蛀，但也应勤晾晒。晒背不晒面，防止猫玩耍，收藏处还要防蚂蚁。

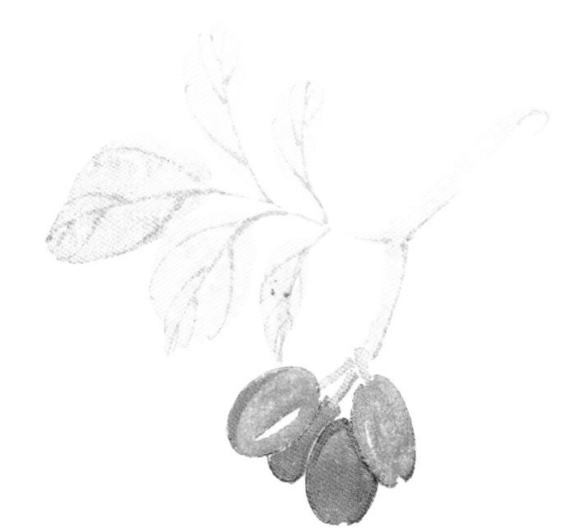

藏真红衣裳法

原

凡真红衣服不可近麝香，能损其色。

译

凡是真红衣物不能接近麝香，否则会掉色。

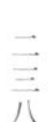

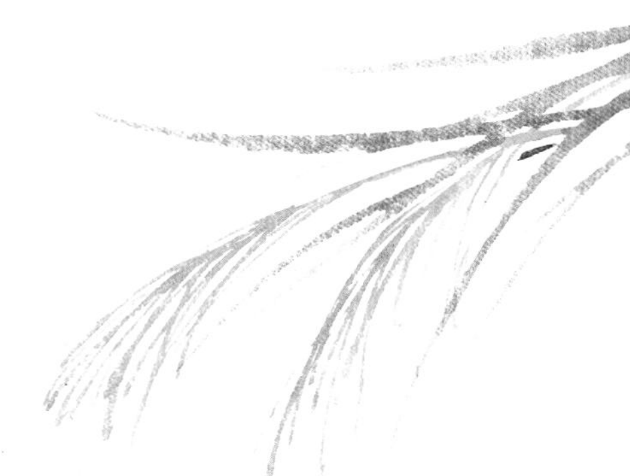

原

若频频晒露则蝇类遗种于中，反能速蛀，不晒则蛀愈甚，但以莽草同折摺收之，可永久不蛀。

译

若经常晒这些毯褥，苍蝇之类的飞虫就会在织物内留下虫卵，反而增加被虫蛀的概率，若不晒的话则虫蛀得更加厉害，但用莽草折于毯褥内一起收藏，就不会被虫蛀。

又法

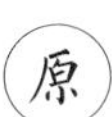

五月五日，取莴苣贮厨箧中，辟蛀虫。

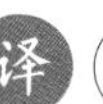

农历五月五日，将莴苣置于橱中，即可防虫。

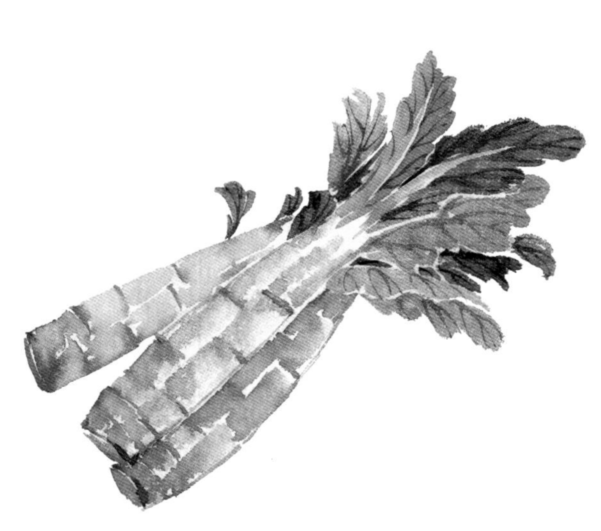

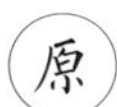

七月七日，收角蒿置毯褥、书籍中，辟蛀虫。

农历七月七日，把角蒿放在毯褥、书籍中，可防蛀虫。

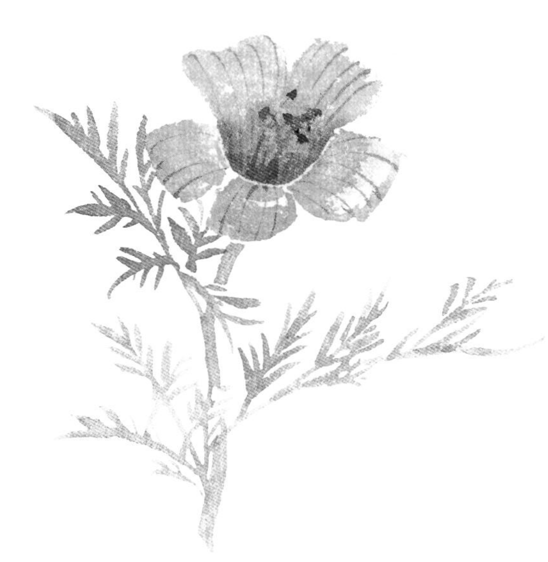

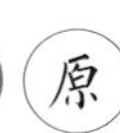

青蒿子采置厨笸盛贮器物中，极能辟蛀。

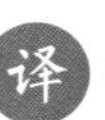

采青蒿子放在橱柜内的箱子里，也能防虫蛀。

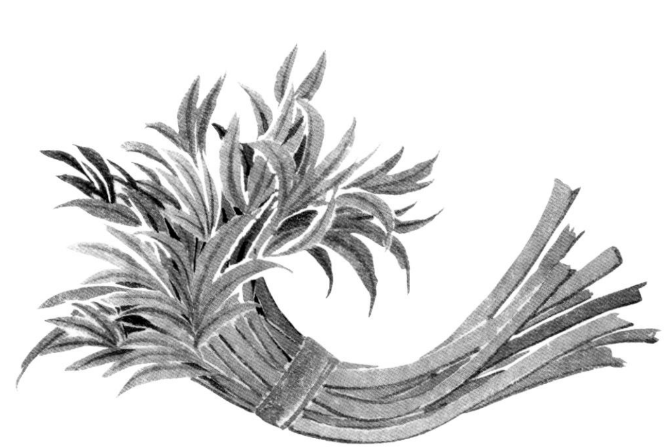

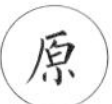

樟脑烧熏衣箧、毯中，可去壁虱、蛀虫。

烧樟脑出烟，熏蒸衣箧、织毯，能杀除壁虱和蛀虫。

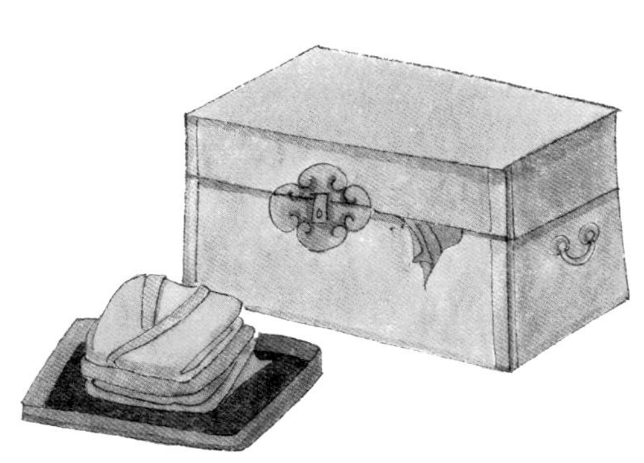

收毯褥座等法

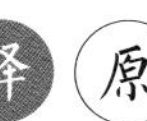

宜日影晒过，以细棒击其尘，有汗则取莴苣菜晒燥，逐叶擘开，铺置背面收之，可永久不蛀。

太阳晾晒后，以细棒拍打去除毯褥上的灰尘，若有汗渍，就取莴苣菜晒干，每片叶子都摊开，铺在毯褥背面收起来，能长期防蛀。

跋

妇女秉阴，教主中馈。曰容、曰工，四德之所兼也。第川岳之所钟，未必有厚无薄，则妍媸半焉，庸淑半焉。而后人不循壶则不尚诚朴，往往效颦仿步，竞为冶容以取怜。如梅花妆、远山黛、蝉翅翠钿，殊令人媸笑耳，岂妇女之用宜哉。然则蓬首垢面，任其疾病狼戾又不可，乃有若此帙之所列者具在，盖令人拔恶易瑕而工容兼备也。灵者诚苦心哉！不识好德之君子以为然否。

侄孙光盛谨跋

跋（译文）

妇女天性秉受阴气，教化主持家中事务。容貌与工巧，是女子四德中必须具备的品德。虽汇集天地山川之精气，未必有厚无薄，则女子中美丑各半，庸俗贤淑各半。而后人不循壶则不崇尚诚朴，往往东施效颦邯郸学步，竞相只为博取男子的怜爱而修饰妆容。如梅花妆、远山黛、蝉翅翠钿，实在让人哭笑不得，哪是妇女随便可以使用的。然而又不能任凭妇女蓬头垢面，生病暴戾，于是便有了这本书所呈现的内容，希望能让人改正坏习惯和缺点而工巧与容貌兼备。作者确实是煞费苦心啊。不知品德高尚的君子是否也认同呢？

侄孙光盛谨跋

图书在版编目（CIP）数据

古人的雅致生活：香奁润色 /（明）胡文焕编撰；冯冠慧绘. -- 南昌：江西美术出版社，2020.1
ISBN 978-7-5480-7329-1

Ⅰ. ①古… Ⅱ. ①胡… ②冯… Ⅲ. ①女性－美容－方书－中国－明代②女性－保健－方书－中国－明代
Ⅳ. ① R289.5

中国版本图书馆 CIP 数据核字（2019）第 198809 号

出 品 人：周建森
责任编辑：姚屹雯
责任印制：谭 勋
书籍设计：韩 超 林思同 先锋設計

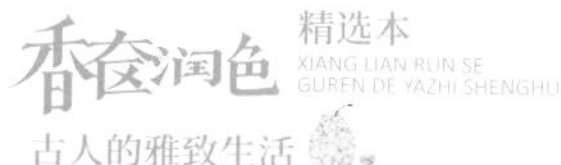

[明]胡文焕 / 编撰 冯冠慧 / 绘
出　　版：江西美术出版社
地　　址：南昌市子安路 66 号江美大厦
网　　址：jxfinearts.com
电子邮箱：jxms163@163.com
电　　话：0791-86566309
邮　　编：330025
经　　销：全国新华书店
印　　刷：浙江海虹彩色印务有限公司
版　　次：2020 年 1 月第 1 版
印　　次：2020 年 1 月第 1 次印刷
开　　本：787 毫米 ×1092 毫米 1/32
印　　张：8.25
书　　号：ISBN 978-7-5480-7329-1
定　　价：88.00 元